動画でわかる！

DVD 110 minuts

熱可塑性スプリント作製マニュアル

基礎から臨床応用まで

坪田貞子［編］

splint

三輪書店

坪田貞子
（北海道文教大学 人間科学部）

白戸力弥
（札幌医科大学附属病院 リハビリテーション部）

仙石泰仁
（札幌医科大学 保健医療学部）

坂上真理
（札幌医科大学 保健医療学部）

【ブックデザイン】	CRAFT　大友　洋
【写真撮影】	酒井和彦
【DVD制作】	有限会社写楽
【素材提供】	酒井医療株式会社
【撮影協力】	札幌医科大学

序

　装具療法はリハビリテーション医療における一分野で，その中でもハンドスプリントは手の機能障害の治療手段として広く用いられています．ハンドスプリントは手の外科領域のみならず，上肢の機能障害に関連する拘縮，手の変形矯正，消炎を目的にした安静スプリントや術後の治療など幅広いニーズがあります．そのため義肢装具学の演習（実習）などでは，モデリングが簡便な熱可塑性プラスティック素材を用いた作製法が行われています．また，臨床でもこの素材を使用したスプリントが広く使用されています．しかし，いざ作製するとなると慣れていなければ難しく感じてしまい，材料費，作製に要する時間，完成度などを勘案すると義肢装具士に依頼したほうがよいと考えることがあるかもしれません．ただ，治療用ハンドスプリントに関しては，外注で義肢装具士に依頼した場合は，採型から完成までに時間を要し，その結果，治療的なタイムラグを生じてしまいます．その点，処方後にセラピストが直ちに作製する熱可塑性スプリントの最大の利点は，リアルタイムに浮腫などに対して患者の変化に応じ，随時修正できる点にあります．最適な装着時期を逃さず，効果的な治療を行うことができる熱可塑性スプリントの作製は，セラピストにとって避けては通れない手技と考えます．また，診療報酬としても算定が可能です．

　今回，本書を作成しようとした経緯は，筆者の前任地である札幌医科大学保健医療学部のe-Learningでの，学生のための教育教材を視野に入れた「DVDによるスプリント作製マニュアル」の計画に端を発しています．この過程で出版物として完成できないものかと考え，当時e-Learning制作のメンバーであった札幌医科大学保健医療学部作業療法学科の教員と附属病院の作業療法士で実施することとなりました．出発点がe-Learningでしたので，教育現場はもとより臨床で使用するセラピストのために，基礎的なカックアップスプリントから治療で使用されるスワンネック変形，ボタン穴変形などに対するスプリントまでをステップごとに，本と動画でていねいに解説を加えています．熱可塑性スプリントの作製において，初心者が最も陥りやすい失敗は，スプリント材の選択（厚さ，性質）や温度管理であり，その温度変化に応じたスプリント材の扱い方が成否の鍵となるため，その点についても解説しています．ただし，スプリント材や作製方法は個々の施設やセラピストの好みもあり，どの方法がベストということはありません．また，型紙法については多数の成書があるため本書では一部を除き割愛し，現在主流であるドレープ法，ピンチ＆ラップ法にて解説しています．この方法は型紙を作製する手間が省け，完成までの時間を短縮することができ，これも臨床的な利点といえます．本書が教育や臨床の現場で役立つことができれば筆者たちにとって望外の喜びです．

　最後に，発刊にあたりまして撮影モデルにご協力いただきました池田千沙さん（札幌医科大学保健医療学研究科学生），編集に際しまして多大なご支援をいただきました三輪書店の濱田亮宏氏に御礼申し上げます．

2012年6月吉日

坪田貞子

BOOK Contents

I	スプリントの目的と作製上の留意点	坪田貞子	1
II	スプリント作製の原則—力学的視点から	白戸力弥	4
III	スプリント作製のための材料の種類と特性	白戸力弥	9
IV	スプリント作製に必要な道具	坪田貞子, 坂上真理	14
V	スプリント作製のための Step Up		17

Step1 準備編—採寸とフィッティング

1. スプリントの主な作製テクニック ……………… 白戸力弥　18
2. 採寸の基本 …………………………… 坪田貞子, 白戸力弥　19
3. ストラッピングテクニック ……………………… 坪田貞子　20
4. フィッティングチェック ………………… 坪田貞子, 仙石泰仁　22

Step2 基本編—基本型スプリント作製の実際

1. 掌側カックアップスプリント …………………… 坪田貞子　24
2. 背側カックアップスプリント …………………… 坪田貞子　37

Step3 応用編—基本にトラクションを加えて動的装具に応用

1. アウトリガー付 PIP 関節伸展補助スプリント ………… 白戸力弥　45

Step4 臨床編—よく処方されるスプリント作製の実際

1. マレットフィンガー用スプリント ………………… 白戸力弥　54
2. スワンネック変形用スプリント …………………… 白戸力弥　59
3. ボタン穴変形用スプリント ………………………… 白戸力弥　64
4. TFCC 損傷用アルナーガタースプリント …………… 白戸力弥　68

5．安全ピンスプリント･････････････････････････････白戸力弥　**75**

　　6．ショート・サム・スパイカ・スプリント･･････････････白戸力弥　**84**

　　7．屈筋腱修復後の修正クライナートスプリント･･･････････坪田貞子　**92**

**VI　スプリント療法を成功させるための
　　患者指導・装着方法**･･････････････････････坪田貞子，仙石泰仁　**98**

DVD Contents

- 掌側カックアップスプリント
- 背側カックアップスプリント
- アウトリガー付PIP関節伸展補助スプリント
- マレットフィンガー用スプリント
- スワンネック変形用スプリント
- ボタン穴変形用スプリント
- TFCC損傷用アルナーガタースプリント
- 安全ピンスプリント
- ショート・サム・スパイカ・スプリント
- 屈筋腱修復後の修正クライナートスプリント
- 肘関節伸展位保持用スプリント

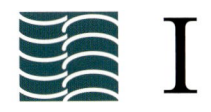

Ⅰ スプリントの目的と作製上の留意点

　スプリントは，リハビリテーション医療において治療法の選択肢として不可欠なものである．作製にあたっては，治療の意図を十分に理解しておくことが前提条件である．

1. 目　的

- 矯　正：完全に不可逆性の変化を起こしていない軟部組織には，低負荷で長時間の矯正力（ストレス）を与えることで組織の粘弾性を回復させることができる．スプリント療法はこの概念を具現化するための一つの手段である．装着方法としては，一定の負荷を与え続けることで矯正を行う持続的方法と，改善に従って矯正力を増加する漸次矯正方法および持続的矯正になじまない血行障害や軟部組織損傷では間欠的に負荷を与えることで矯正を得る間欠的方法がある．また，徒手的に獲得した関節角度をスプリントで維持させる目的での夜間装着方法がある．
- 患部の安静：術後やリウマチの炎症期などに患部の安静や保護を目的として用いる．
- 変形の予防：変形が予想されるものに予防として用いる．
- 筋力強化：目的とする運動を行うためにゴムバンド牽引（動的スプリント）で負荷を与え，その抵抗に打ち勝って運動することによって筋力の強化ができる．
- 麻痺筋の保護：筋の回復が期待できる末梢神経損傷では，その待機期間に麻痺筋を保護し，オーバーストレッチを防止する目的で作製される．
- 機能的代償：機能の再獲得が困難な症例，例えば頸髄損傷（C6）患者の腱固定効果を利用した把持スプリント（RIC：Rehabilitation Institute of Chicago）などがある．
- 模擬用：パイロットスプリントといわれるもので，例えば，母指機能再建術の前にダミーの母指を作製し，模擬訓練を実施して移植される母指長や角度などを術前に模擬的に評価する．
- 浮腫抑制：圧迫力が血行のドレナージ効果を与えるもので，弾性グローブが市販されている．圧迫力がそれぞれ段階ごとに分けられているので，個々の条件（浮腫の程度，手・上腕のサイズ）に合わせて適応する．
- 瘢痕軽減：浮腫抑制の場合と同様，ガーメントと呼ばれる弾性グローブが市販されている．例えば，火傷などでの皮膚移植後，瘢痕軽減のために使用されている．また，瘢痕ケア（シカケア：スミス＆ネフュー）と呼ばれるシリコン製シートがある．その作用はシリコンシートを皮膚に密着させる（弾力包帯やスプリントで圧迫する）こと

による湿潤効果が，瘢痕の軽減に効果があるとする説もあるが明確ではない．症例によっては劇的に改善することもあるが，その効果には個人差があることを前もって理解しておく．

2. 留意点

- 処方の目的に見合った要件を満たしていること．
- 採型は，一般的にはセラピストと患者が対面に座り，肘をテーブルにのせたまま前腕中間位で行うことが基本である（図1）．ただし，スプリントを使用する肢位（例：回内位）で採型することもある．

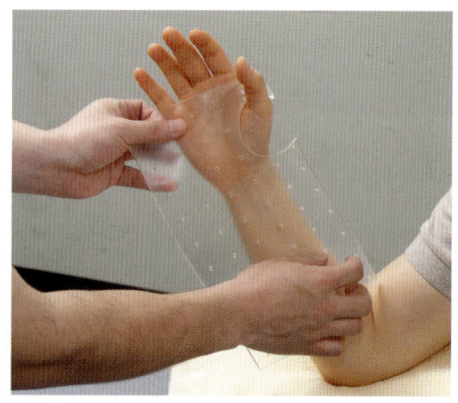

図1　採型

- 材料は熱可塑性素材以外に，布・革なども考慮されることを念頭におく．例えばリウマチ患者では，労作時にストレスを軽減したい日常生活動作あるいは家事動作に使用したい場合，軟性素材（ネオプレーン）や吸湿性の少ないものが好まれる．軟性素材でできているチューブスプリント（図2）のような指装具は，作業時にも装着可能で適度な矯正効果と拘縮予防に用いられる．

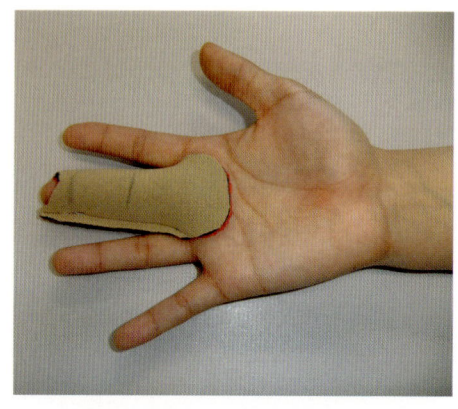

図2　チューブスプリント

- 作製に際しては，血行や神経を圧迫する恐れのある場所では除圧などに配慮する．
- デザインは可能な限りシンプルで，かさばらず，脱着しやすいもののほうが治療への協力が得やすい．
- 熱可塑性素材のスプリントは熱や太陽光線で劣化しやすいので，車のダッシュボードやストーブまたはヒーターの近くには放置しないよう装着前に指導する．
- 永続的に使用するような装具を作製する時は，義肢装具士と相談するとよい．

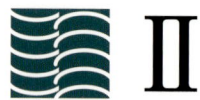

スプリント作製の原則―力学的視点から

　スプリントの作製には，スプリント材の選択，デザインの計画とともに力学的知識が重要である．スプリント療法は生体に対し，常に外的な力を作用させるものである．良好なフィッティングと効果的な作用をもたらすには，この外的な力を適正にコントロールしなければならない．ここではスプリント作製に必要な力学的知識について簡潔に述べる．

 1. 手のアーチ

- 解剖学的に，手には縦アーチ，近位横アーチ（手根骨アーチ），遠位横アーチ（中手骨アーチ），斜めアーチがある（**図1**）．
- スプリント成形時には，これらのアーチを確保する．
- 遠位横アーチの崩れは，手の平板化を助長する．

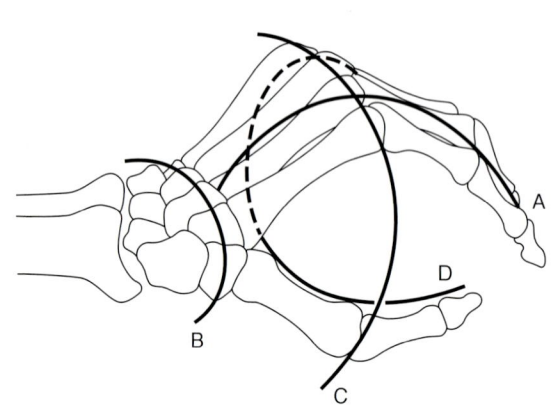

図1　手のアーチ（文献1）より改変引用）
A：縦アーチ　B：近位横アーチ（手根骨アーチ）　C：遠位横アーチ（中手骨アーチ）
D：斜めアーチ

2. 静的スプリントにおける作製上の原則

- 3点固定の原理：固定・保持すべき関節に対し，3点で固定可能なデザインにする（図2）．この原理は矯正目的のスプリントを作製する際にも重要となる．

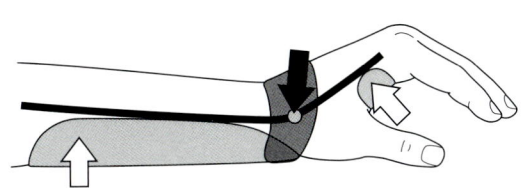

図2　掌側カックアップスプリントにおける3点固定の原理（文献2）より改変引用）
前腕遠位前面と手掌の2点および手関節背側のストラップによる計3点で固定を行う

- 全面接触の原理：スプリント材が全面で接触し，接触部で生じる圧が均一となるよう作製する．この原理に基づいて作製されたスプリントは，装着感が快適であり，スプリント内で手の滑り現象が生じにくい．
- 前腕長に対する長さ：前腕ベースのスプリントの場合，前腕支持部の長さは前腕長の2/3程度が望ましい（図3）．
- 側方の高さ：側面の高さの1/2が理想的である（図4）．スプリントの側面が高いと，ストラップが有効に機能しにくい．一方，側面が低いと剛性が不十分となりやすい．

 ## 3. 動的スプリントにおける作製上の原則

- 牽引力：牽引は弱い力で長時間かけて行うことが原則である．牽引力はスプリント療法の目的に応じて調整する．例えば，腱縫合術後の早期運動療法では牽引力が弱く，距離と力の変化が小さいゴムを選択する．矯正目的の場合は，250g以内の牽引力が理想的である．短時間では症状が出現しなくとも，長時間の装着では循環障害により皮膚の色調変化やしびれなどの症状が出現することがある．このような症状が生じた場合は，牽引力を弱めに調整する．
- 作用と反作用：すべての作用に対して等しい反作用があることを忘れてはならない．例えば，近位指節間（PIP：proximal interphalangeal）関節に遠位部より伸展方向の力を加えた場合，中手指節間（MP：metacarpophalangeal）関節を屈曲位に保持するための基節骨背側部のパッドには2倍の力が加わる（図5）．この部位では狭い面積に力が集中するため，接触面積を広くする，または接触部の素材を軟らかくするなどの工夫を行い，二次的合併症を避けなければならない．
- 牽引方向と固定：指列に対しては平行に，指節部に対しては垂直に牽引を加える．ま

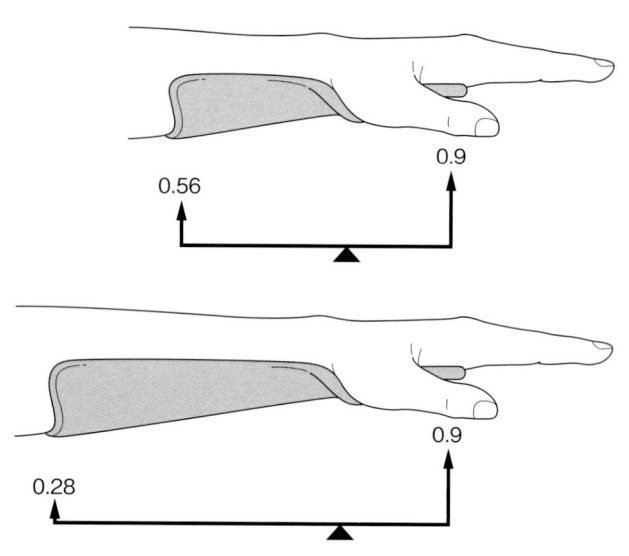

図3 前腕長に対する前腕支持部の長さ（文献3)より改変引用）

前腕支持部の長さが短いと，前腕部にかかる圧が大きくなる．また，前腕支持部が長すぎると肘関節の屈曲運動の妨げとなるため，前腕長の2/3程度が理想的である

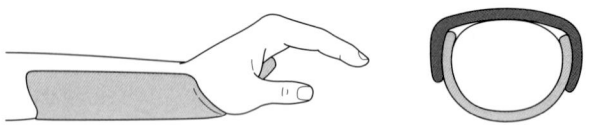

a．側面が高く，ストラップが有効に機能しにくい

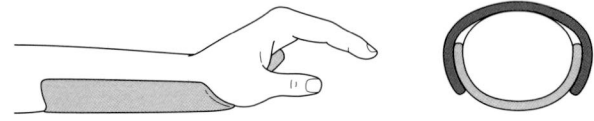

b．側面の1/2の高さは素材の剛性が得られ，ストラップが有効に機能する

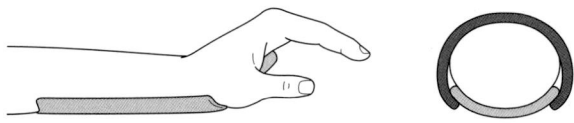

c．側面が低いため剛性が不十分となり，固定性・支持性が得られにくい

図4 スプリントの側面の高さとストラップの機能（文献4)より改変引用）

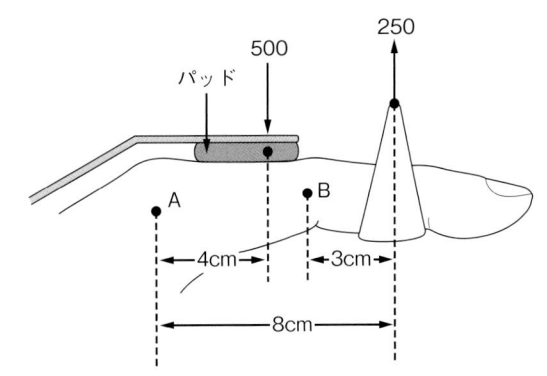

図5　動的スプリントのモーメント（文献5)より改変引用）

　PIP関節を3cm遠位より250gの力で牽引した場合，PIP関節の伸展モーメントは250g×3cm＝750gcm，MP関節の伸展モーメントは250g×8cm＝2000gcmとなる．MP関節から遠位4cmのところにパッドを設置した場合，パッドには2000gcmのモーメントを安定させるために500gの力が反作用として働く（250g×8cm＝500g×4cm）．

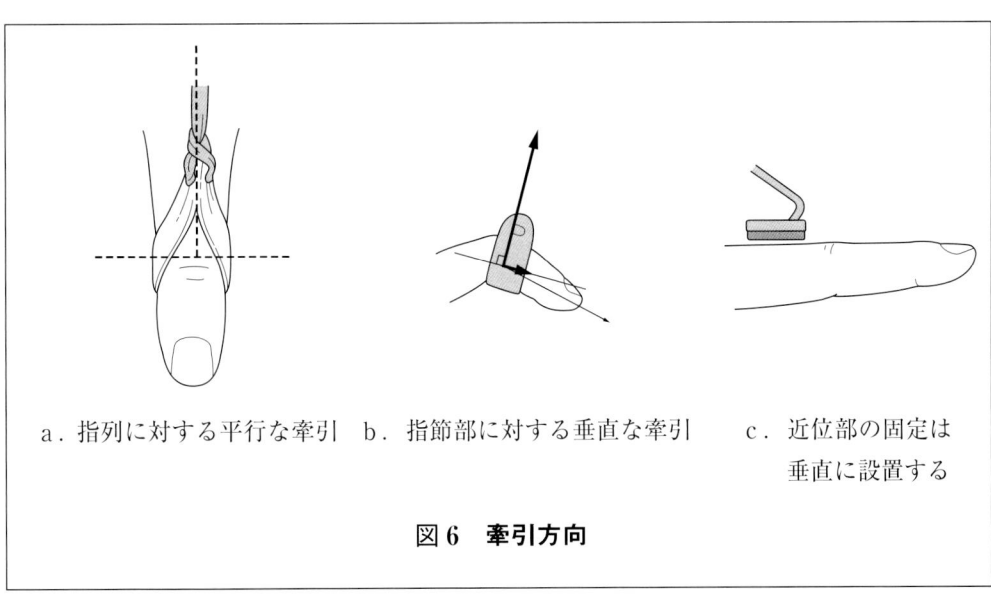

図6　牽引方向

た，牽引する関節の近位部の固定は垂直に設置する（図6）．

- アウトリガーの高さ：ハイプロファイルとロープロファイルに，それぞれ利点と欠点がある．ハイプロファイルは関節可動域の改善が得られても，常に適切な牽引角度を保つことが可能である．ただし，かさばるため外出時などADL（activities of daily living）上で制約をきたしやすい．一方，ロープロファイルは関節可動域の改善に伴い，牽引角度を調整する必要があるが，かさばりにくく患者の受け入れがよい．これらの特性を把握したうえで，適応を選択する（図7）．

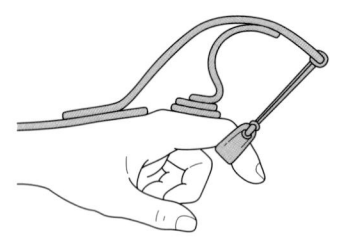
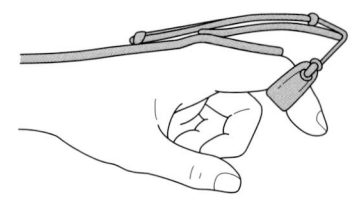

a．ハイプロファイルアウトリガー付
　　動的スプリント

b．ロープロファイルアウトリガー付
　　動的スプリント

図7　動的スプリントのアウトリガーの高さ（文献6)より一部改変引用)

文　献

1) 中村隆一, 他：基礎運動学 第5版. 医歯薬出版, 2000, pp187-217
2) 矢﨑　潔：手のスプリントのすべて 第2版. 三輪書店, 1998, pp66-73
3) Fess EE, et al：Hand and Upper Extremity Splinting：Principles and Methods 3rd ed. Mosby, Philadelphia, 2004, pp161-209
4) 白戸力弥：スプリント療法の原則. 坪田貞子（編）：臨床ハンドセラピィ. 文光堂, 2011, pp26-33
5) 椎名喜美子, 他：手の外科のスプリント療法に必要な基礎知識. OTジャーナル　28：782-789, 1994
6) Hunter JM, 他（編），津山直一, 他（監訳）：ハンター・新しい手の外科 第3版. 協同医書出版社, 1994, pp1297-1306

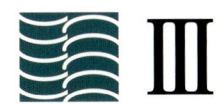

III スプリント作製のための材料の種類と特性

1. スプリント材の種類と特性

スプリント材に頻用される低温性の熱可塑性プラスティックには，さまざまな種類の材料がある．各種スプリント材は，表1に示すように特性・特長が異なるため，それらを理解したうえで選択する．

2. スプリント材の特性

- 伸張性：伸張性が高いほど，加温時にスプリントシートが伸び，柔軟性が増す．よって，細かい凹凸のモールディング（成形）がしやすい．一方，伸張性が低いスプリント材はコシがあり，製作時に型崩れが生じにくい．
- コーティング：表面にコーティング加工があるスプリント材は，加温時にべたつきが少ないため作製がしやすい．スプリント材どうしの接着は，ヒートガンで表面のコーティングを加熱し接着を行うか，または接着剤を用いて行う．
- 厚さ：手指のスプリント作製には1.6～2.0 mmの厚さのスプリント材が適している．手指から手部または手指から前腕までのスプリント作製は2.4～3.2 mmの厚さのスプリント材を選択する．手指から上腕までのスプリント作製は3.0～3.2 mmの厚さのスプリント材を選択する．全周型のスプリント作製では，前腕から手部までは1.6～2.0 mmの厚さ，上腕から前腕または手部までは2.4～3.2 mmの厚さのスプリント材を選択する．小児のスプリント作製は1.6～2.0 mmの厚さで十分な強度が得られる．下肢のスプリント作製は高い強度が必要なため3.0～3.2 mmの厚さのスプリント材を選択する．1.6～2.0 mmの厚さのスプリント材はハサミを用いて直接切り抜くことが可能であるが，2.4～3.2 mmの厚さのスプリント材を切り抜く際は，お湯で加温し，ある程度に軟化させる必要がある．
- 穴あき：穴なしは高い強度が得られる．一方，穴あきは通気性が向上するが，単位面積あたりの穴の数が多くなると強度が低下しやすいため，厚いシートを選択する．

表1 各種スプリント材の種類と特性

商品名	外観	厚さ(mm)	形状	軟化温度(℃)	加熱時間(分)	加温時の色変化	形状記憶	伸張性	コーティング	特長・適応例	輸入販売元
オルソプラスト		3.0	穴なし 穴あき	70〜80	1	×	×	小	×(べたつきは少ない)	強度に優れる。強固な固定やアウトリガー付スプリントに適している	日本シグマックス(株)
アクアプラスト		3.2 2.4 1.6	穴なし 穴あき	60	3	○	○	大	○	広範な使用。ピンチ＆ラップ法に適している。軟化時に透明となる	酒井医療(株)
オルフィット		3.2 2.0 1.6	穴なし 穴あき	60	2〜3	○	○	大	×(非粘着タイプあり)	酸性水の使用でべたつきを軽減可能。伸張性が高く、細かい部位のモールディングがしやすい。軟化で半透明となる	パシフィックサプライ(株)
ポリフォーム		3.2 1.6	穴なし 穴あき	80	3	×	×	大	○	硬化時は非常に硬くなり、固定性に優れている	酒井医療(株)

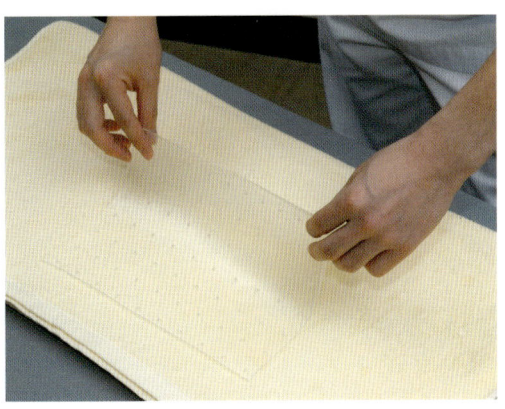
図1　タオル上での水分の除去

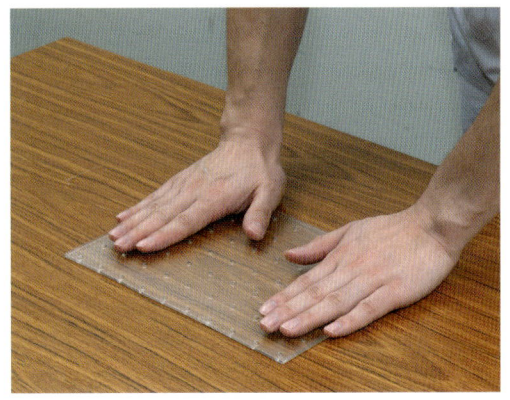
図2　テーブル上での粗熱の除去

3. スプリント作製の手順

- スプリント療法の目的の明確化：対馬[1]が提唱する作製目的別分類の矯正，固定・支持，保護・予防，訓練，代償，模擬のうち，どの目的でスプリント療法を実施するかを明確化する．主に対象組織が関節支持組織の場合には静的スプリントを，筋腱組織の場合には動的スプリントを選択する．動的スプリントは静的スプリントよりも組織に加わる力が大きくなる傾向があるため，動的スプリント療法は原則日中のみの適応となる．一方，静的スプリント療法は日中・夜間ともに用いることができる．
- 材料の選択：表面にコーティング加工があり，伸張性が極端に高すぎない材料が作製しやすい．材料によりさまざまな特性があるが，多数の材料から自らが扱いやすい材料を一つ選択し，使い続けることが作製技術の向上へつながると考える．強度が必要な時は厚さを変えて対応する．
- スプリント型紙の作製（型紙法の場合）：まずは患者の手型を紙にトレースし，ランドマークに印を付ける．それらをもとに型紙を作製する．次に型紙に合わせ材料を切り抜く．術後の禁忌肢位となるため手型をトレースすることが困難な場合は，反対側の手を用いてトレースを行う．
- 軟化：どの材料もおおよそ60～80℃のお湯で軟らかくなる．それより高い温度のお湯に入れると短時間で軟化が可能であるが，長時間浸すと軟化しすぎる場合があるので注意が必要である．軟化後はフライ返しを用いてお湯から出し，平らに置いたタオルの上で水分を取り除く（図1）．
- モールディング：材料が適温（セラピストの肌で熱く感じない程度）になるまで，テーブルの上などに置いて粗熱をとる（図2）．材料の温度が人肌程度になった後，手に合わせて形づくる．特に手のアーチを意識してモールディングを行う．表面がコーティングされている材料でも，モールディングの際，ガーゼや包帯に容易にくっつくため，そのような場合はストッキネットなどのチューブ包帯で覆った後にモールディングを行う．べたつきやすい材料は，温める時のお湯に弱酸性のシャンプーを入れる，もしくは手に塗布するとべたつきの防止が可能である．
- トリミング：余分な部分が生じた場合は，その部位に水性ペンなどで線を引き，材料が完全に硬化する前の半硬化の状態でハサミを用いて切り取る．直線状に切り取る場

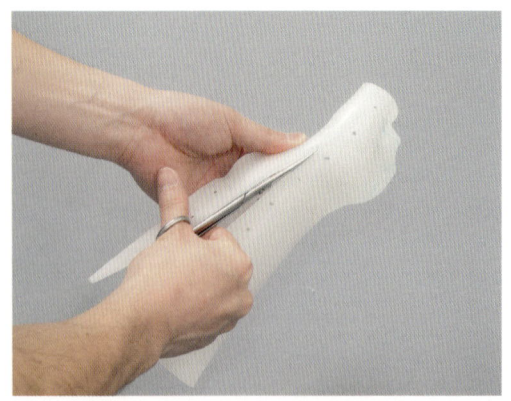

図3　直バサミでの切り取り

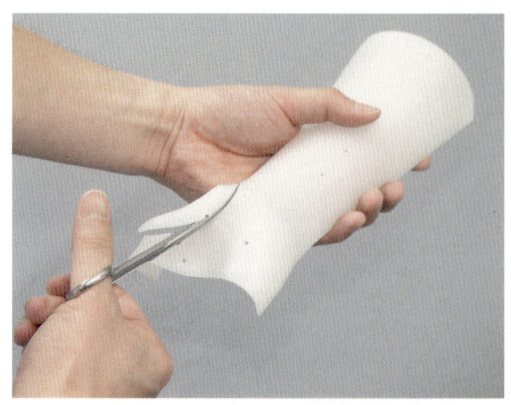

図4　反バサミでの切り取り

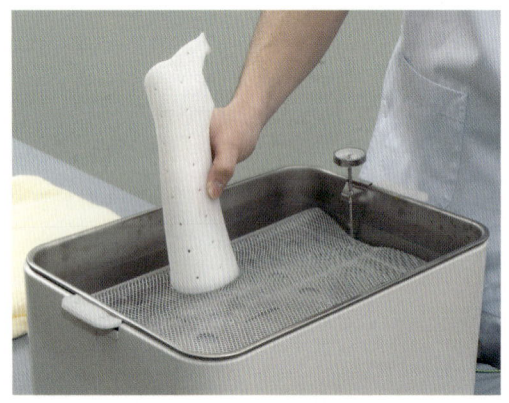

図5　エッジ部の軟化

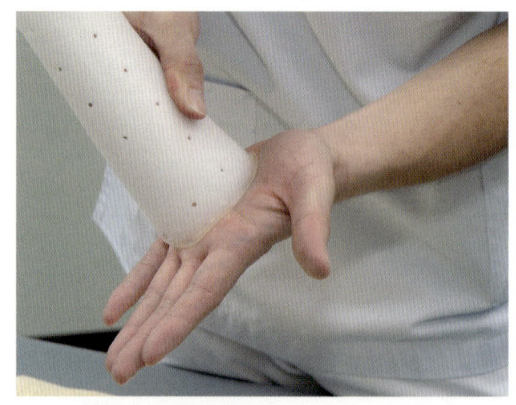

図6　手掌部でのスムージング

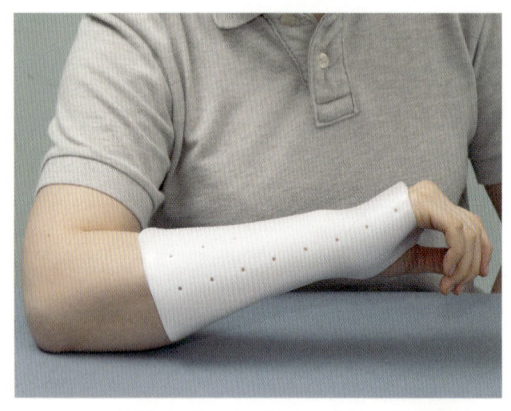

図7　骨突出部の圧迫点（例：尺骨頭）

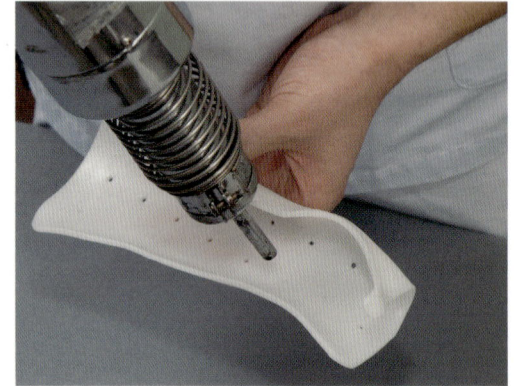

図8　ヒートガンでの軟化

　合は直バサミ（図3）を，曲線状に切り取る場合は反バサミ（図4）を使用する．
- スムージング：角が立っているエッジの処理を行う．エッジをお湯で温めた後に，セラピストの指や手掌を擦り当て，エッジに丸みをつける（図5, 6）．
- ストラッピング：ストラップを取り付ける．ストラップを強く締めすぎると循環障害を招くため，装着したスプリントがずれない程度の強さで装着する（Step 1を参照）．
- フィッティングチェック：スプリントが全面で接しているかを確認する．特に骨の突出部は圧迫点となりやすい（図7）．圧迫点が生じた場合は，材料を内側からヒートガ

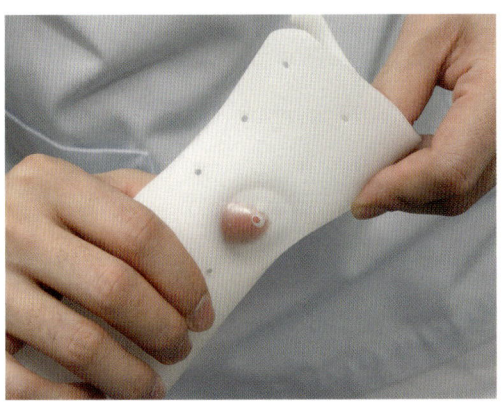

図9　母指で突出する

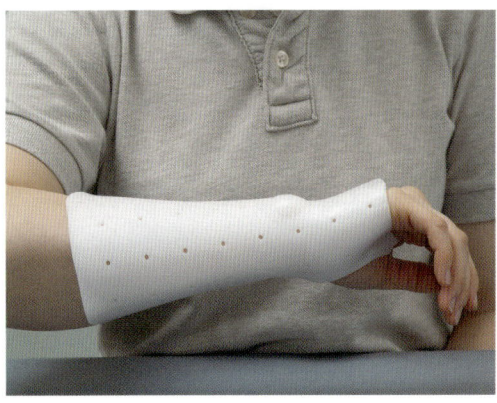

図10　圧迫点の突出後

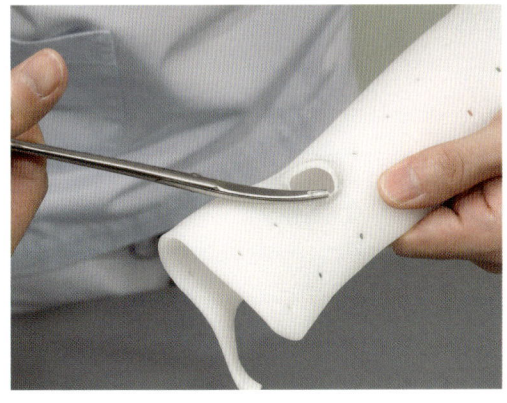

図11　圧迫点をハサミで切り抜く

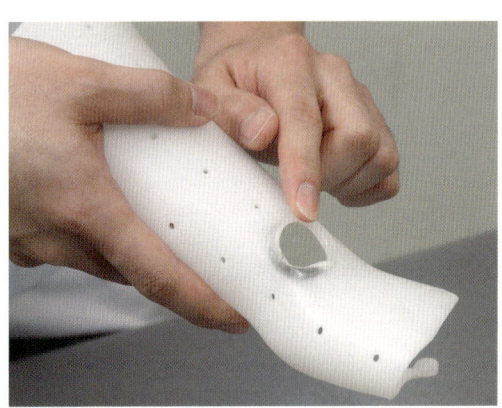

図12　ハサミで切り抜いたところを内側から外側へ折り返す

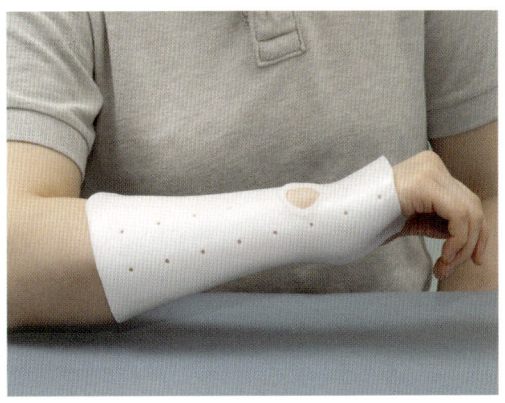

図13　圧迫点の切り抜き後

ンで温めた後に突出させる（図8～10），もしくは切り抜いて除圧を行う（図11～13）．また，非固定関節の運動を妨げていないかの確認を行う（Step 1 を参照）．

文　献

1) 対馬祥子：スプリント療法の適応．日本ハンドセラピィ学会（編）：ハンドセラピィ No. 6 手のスプリント療法．メディカルプレス，1996，pp13-31

Ⅳ スプリント作製に必要な道具

- バネ計り:牽引力の測定に用いる(図1).
- カッター:スプリント材を必要な大きさに切り取る時に用いる(図2).ただし,スプリント材は軟化させる前(ヒートパンに入れる前)に切る.
- 面取り:完全に硬化した後のエッジの面取りとして用いる(図3).
- 直バサミ:半硬化したスプリント材を直線に切り取る時に用いる(図4).
- 反バサミ(大):半硬化したスプリント材に対してアールの大きな円形を切り抜く時に用いる(図5).

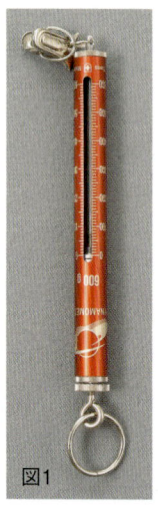
図1

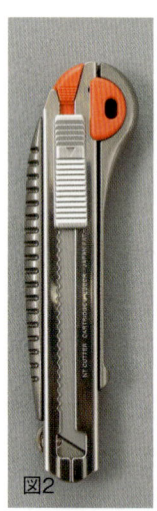
図2

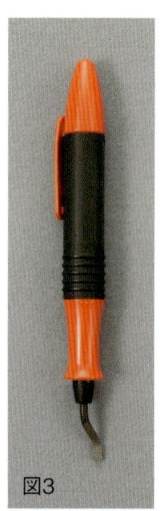
図3

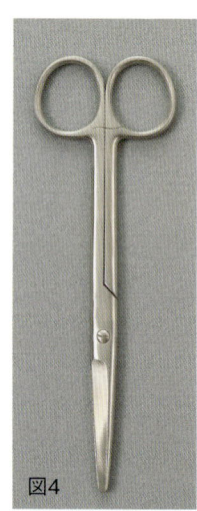
図4

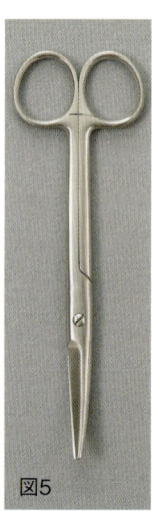
図5

- 反バサミ（小）：半硬化したスプリント材に対してアールの小さな円形を切り抜く時に用いる（図6）．
- 万能ハサミ：ストラップ，紙などを切る時に用いる（図7）．
- ペンチ：針金を任意の角度に曲げたり切ったりする（図8, 9）．
- ニッパー：針金を任意の角度に曲げたり切ったりする．
- 関節角度計（手指用）：目的の角度に作製しているか確認するために手指などの小関節の測定に用いる（図10）．
- 関節角度計（中関節用）：目的の角度に作製しているか確認するために手関節・肘関節などの測定に用いる（図11）．
- メジャー：手指・前腕部の長さおよび周径の測定に用いる（図12）．
- ストッキネット（2号/3号）：スプリント装着時に装着する（図13）．
- ベルクロストラップ（幅25 mm）：MP関節より遠位の関節固定用ストラップとして用いる（図14a）．
- ベルクロストラップ（幅50 mm）：手関節より近位の関節固定用ストラップとして用いる（図14b）．

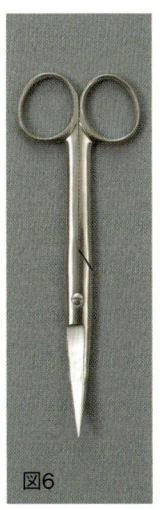
図6

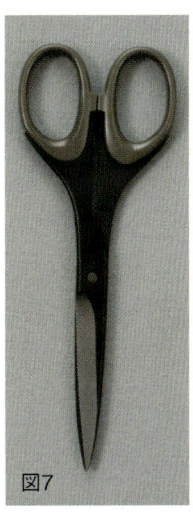
図7

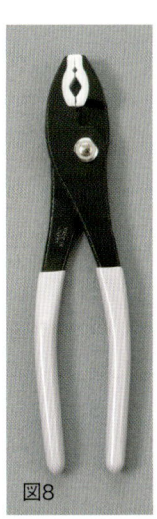
図8

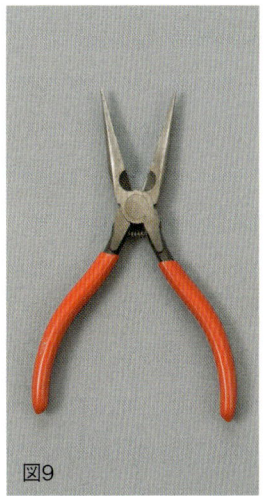
図9

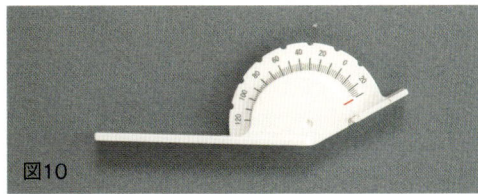
図10

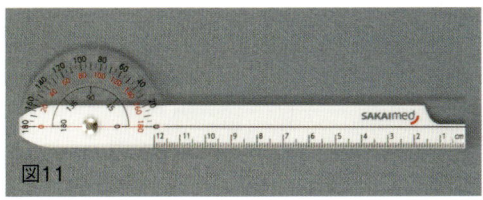
図11

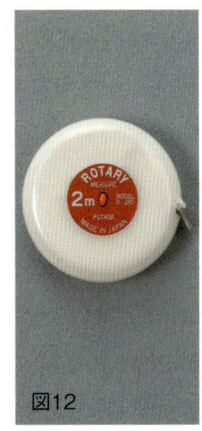
図12

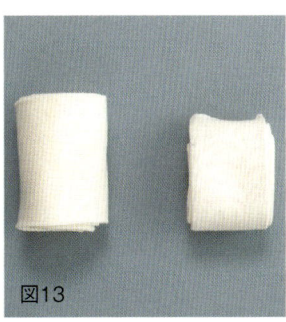
図13

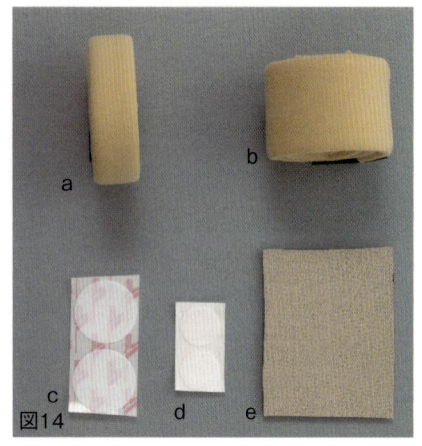
図14

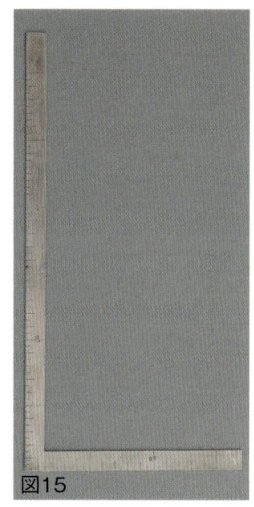
図15

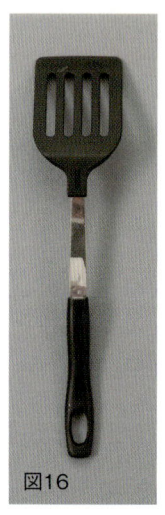
図16

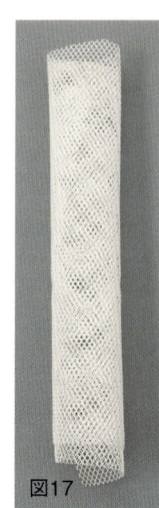
図17

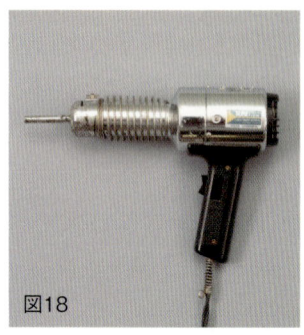
図18

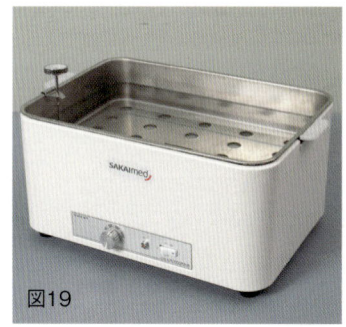
図19

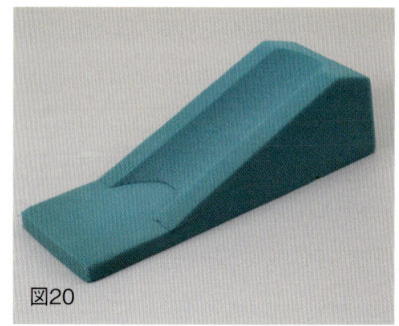
図20

- ベルクロフック（ベルクロストラップとの接着性あり，直径：35 mm，コインタイプ）：手関節より近位の関節固定用ストラップで固定として用いる（図14c）．
- ベルクロフック（ベルクロストラップとの接着性あり，直径：22 mm，コインタイプ）：MP関節より遠位の関節固定用ストラップで固定として用いる（図14d）．
- 軟性スプリント材：スエット用素材として市販されている．伸縮性があるのでストラップとしての使用も可能である（図14e）．
- 金尺：直線を引いたり，カッターナイフで金尺に沿ってスプリント材を切る時に用いる（図15）．
- フライ返し：ヒートパンに入れたスプリント材を引き上げる時に用いる（図16）．
- ヒートパンライナー：スプリント材が軟化の過程でヒートパンの底に付着しないよう保護ネットとして使用する（図17）．
- ヒートガン：スプリント材を局所的に加熱または冷却する時に用いる．温風と冷風があるので目的によって切り替えることができる（図18）．
- ヒートパン：水を入れて温める温水加熱器．サーモスタットがついていて，材料の軟化に必要な60～70℃の温度を常時保てる設計になっている．また，温度計もついているので温度管理が容易にできる（図19）．
- レストボード（スポンジ）：手指と上腕部をのせて採型できる．また，術後のスプリント作製で安静な肢位を保持する時に用いる（図20）．

V. スプリント作製のための Step Up

Step1 準備編 採寸とフィッティング

Step2 基本編 基本型スプリント作製の実際

Step3 応用編 基本にトラクションを加えて動的装具に応用

Step4 臨床編 よく処方されるスプリント作製の実際

Step1 準備編　採寸とフィッティング

1. スプリントの主な作製テクニック

- 型紙法（図1）：患者の手形をトレースし，型紙を作製し，その型紙どおりにスプリント材を切り抜いた後にモールディングを行う方法である．
- ドレープ法（図2）：伸張性が高い材料を利用し，重力により材料が垂れ下がる特性を利用してモールディングを行う方法である．材料を被せ，やさしくなでるだけでモールディングが可能である．
- ピンチ＆ラップ法（図3）：伸張性が高い，形状記憶素材がこの方法に適している．材料をつまみながら対象部位を包み込むように伸ばして，仮留めをする．半硬化したら仮留めを外してトリミングを行う方法である．型紙法とは異なり，型紙を必要とせず，ある程度の大きさに材料をカットしてモールディングを行うのが特徴である．

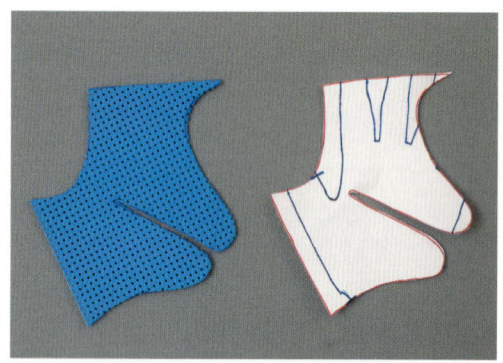

図1　型紙法によるショート・サム・スパイカ・スプリントの作製

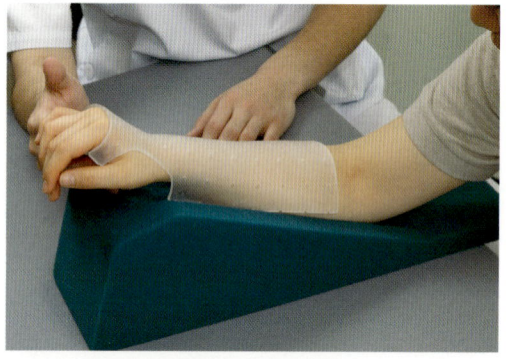

図2　ドレープ法による背側カックアップスプリントの作製

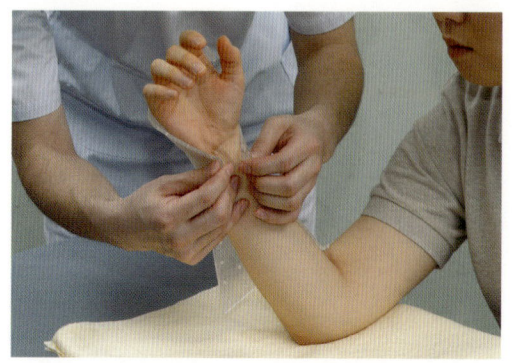

図3　ピンチ＆ラップ法による背側カックアップスプリントの作製

Step1 準備編 採寸とフィッティング

2. 採寸の基本

【型紙法の場合】
- 型紙を作製する．紙上に描かれた型紙を切り抜き，スプリント材にこれを写しとり，切り抜いたパターンをもとに採型する方法である．

【採寸例：ショート・サム・スパイカ・スプリント】
- 指先から前腕遠位部までを紙の上にのせる．鉛筆を紙に垂直にして手形を作製する．作製した手型の上に，次の4カ所の印を付ける．①橈側・尺側の手首皮線，②橈側近位手掌（MP）皮線および尺側遠位手掌（MP）皮線，③母指球皮線および母指皮節間（IP）皮線，④第2〜5指までの遠位（DIP）・近位（PIP）の指節間皮線．
- 紙から手を外して，印を付けた部位をもとに紙型を作図（図4）し，これをハサミで切り取る．
- この型紙をスプリント材に写し，ヒートパンに2〜3分ほど浸して半透明になったら取り出し，型紙に沿ってハサミで切り取る（ただし，厚さが薄いスプリント材を用いた場合はヒートパンに浸さずに直接ハサミで切り取ることが可能）．
- 再びこれをヒートパンに浸し，透明になったら水分をとり，40°C前後に冷ます．この型紙を用いてモールディングを行う．

【ピンチ＆ラップ法の場合】
- 基本的に型紙を必要としない．採寸はおおよその大きさに材料を切り抜くために行う．

【採寸例・前腕から手部までのシーネタイプの装具の場合】
- 長さは近位手掌皮線から前腕2/3の部位に水性ペンで印を付ける．横幅は，まず前腕最大横径の長さに印を付け，さらに男性では前腕最大横径の1.8倍程度，女性では1.5倍程度に横幅を延長した部位に印を付け，直接材料に長方形を作図する（図5）．これを切り抜き，各種のスプリントを作製する．

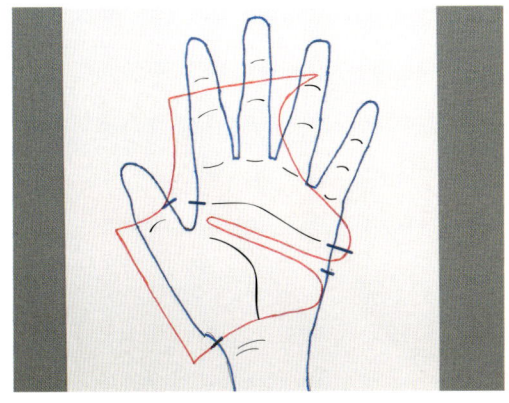

図4　型紙

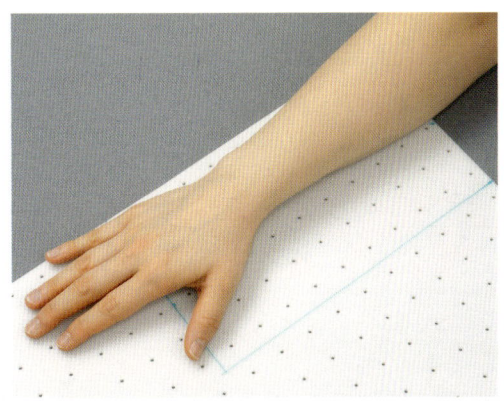

図5　ピンチ＆ラップ法の採寸例

Step1 準備編　採寸とフィッティング

3. ストラッピングテクニック

　スプリント作製の最後の仕上げとなるストラッピングは，簡単にみえて実は重要な役割がある．ストラップの位置によって圧迫力や安定性に影響を与えることを理解する必要がある．浮腫，知覚障害および意識障害のある場合は，より厳密にストラッピングテクニックを適応しなければならない．不必要な圧迫を継続的に受ければ，血行障害を引き起こし，創治癒の遅延はもとより炎症の引き金になりかねないので注意深く対応する．

- 生体力学的試算：100 g の圧はストラップ 1 cm^2 では 100 g の力として作用し，同じ力でも 2 cm^2 では 50 g と半減される．このことから，1 cm 幅のストラップよりは 2 cm 幅のストラップがより局所にかかる圧を減じさせることができる．血行障害が危惧される場合は，幅広のストラップを用いる．また，浮腫や知覚障害（知覚麻痺や異常知覚）では軟らかいソフトストラップ素材が推奨される．
- 前腕部の形状：前腕は棒状ではなく遠位より近位のほうが太く，なだらかな円錐状を呈している．このため筒を留めるような方法（図6）は禁忌で，前腕遠位に阻血を生じさせないように，形状に沿って螺旋状に留める必要がある（図7）．
- ストラップの取り付け位置：標準的なカックアップスプリント（図8）では，①MP 関節の動きを阻害しない MP 関節皮線より近位，②手関節は尺骨茎状突起の上を押さえるようにし，手首の血行を阻害しないところに取り付ける，③前腕のストラップは，固定性を確実にしたい場合や手指に牽引を行っている場合は前腕部を前腕長の2/3 または1/2以上の長さにして2カ所をストラップで固定することで確実な固定力が得られる．
- スプリントの前腕部の幅（立ち上がり幅）：横からみて前腕の幅の1/2が原則で，不必

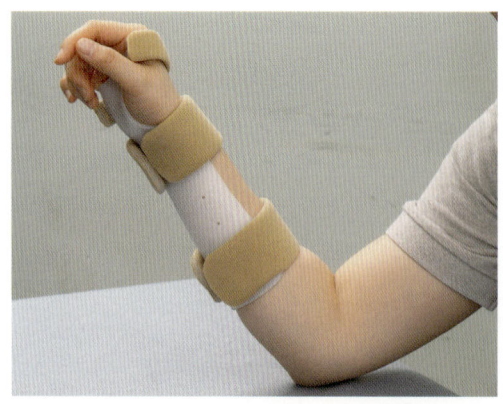

図6　筒留めストラッピング

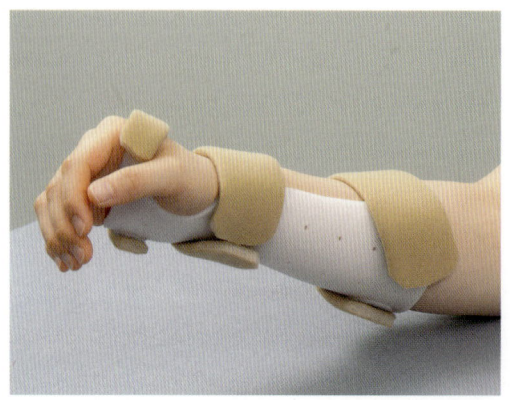

図7　スパイラルストラッピング

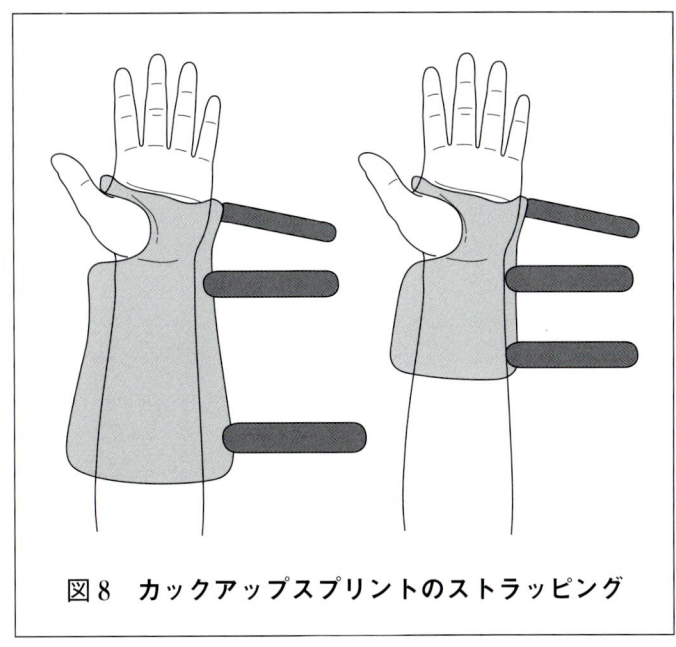

図8　カックアップスプリントのストラッピング

要に幅広にしたり，除圧のために両側にフレアーを入れすぎない．幅広またはフレアーの入れすぎの場合，ストラップとスプリントに隙間が生じてストラップの固定性が失われることになるので注意する．

- ストラップ：ベルクロストラップのような硬い素材のものや，起毛素材で肌触りがよいソフトストラップなどが市販されている．いずれも固定性のある非伸縮性素材で，自着性があり，撥水性に富んでいる．ベルトの幅も 25 mm，50 mm と 2 種類あり用途によって選択できる．
- ベルクロコインフック：相方のメスのベルクロコインフックには，あらかじめ粘着テープが貼付されており，覆っているフィルムをはがせば，直接スプリント材に貼り付けられる．ベルクロストラップ，ソフトストラップともにベルクロコインフックと相互に自着できるので作製の時間が短縮できる．何度でも着脱に耐えられるように，取り付ける箇所を前もってヒートガンで熱してからスプリント材とベルクロコインフックの間に残っている気泡を指先で押し出しながら，しっかり貼り付けることがコツである．

Step 1 準備編　採寸とフィッティング

4. フィッティングチェック

　作製したスプリントを装着した時の静止時および手指の運動時の動的適合状態を確認する．
● 静的状態（static condition）
　①前腕部，手関節部および手指の血行状態を確認する．
　②浮腫がある場合は，タイトなフィッティングにせずに少し緩めに作製する，またはストッキネットを緩衝材として使用する．また，適度な弾性のあるストッキネットなどの使用も浮腫を減じる効果がある（図9）．なお，圧迫の緩衝および汗を吸収するためのストッキネットは装着感をよくさせる．
　③尺骨茎状突起部では除圧や圧迫部を切り抜く方法が効果的である（図10）．
　④意識障害のある患者では頻回にチェックを実施する（確認を看護師に依頼する）．
　⑤固定すべき関節が過剰な圧迫なしに適切に固定されているかどうかを確認する．
　⑥不必要な固定が行われていないかを確認する．
　⑦前腕長の長さが適切であることを確認する（前腕長1/2以上，または2/3の長さ）．
　⑧全周性のスプリントでは，特に血行障害に注意する．夜間の確認方法は患者に伝える（しびれ，痛み，違和感，指先の色）．
● 動的状態（dynamic condition）
　①運動時，MP関節の動きを妨げていないか，トリミングが掌側皮線を越えていないかを確認する．
　②対立運動時に母指対立の動きを妨げていないか，トリミングが母指球皮線を越えていないかを確認する．
　③動的スプリント装着時の牽引などによる指運動時に起こるテコ作用は前腕部または

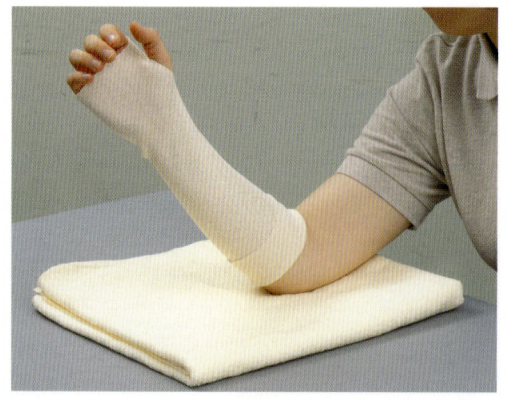

図9　スプリント装着前のストッキネット装着

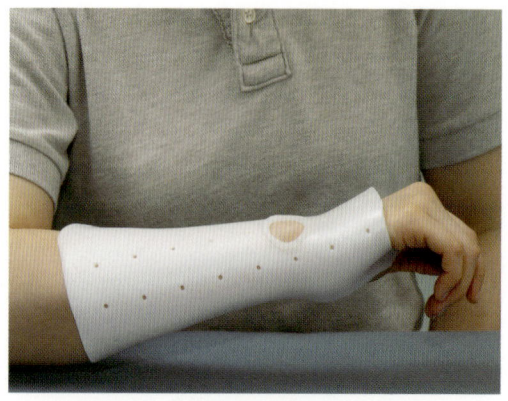

図10　尺骨茎状突起部の除圧

掌側部の局所を圧迫させるので，その有無を確認する．

④手指の牽引による力の伝達が十分確保されているのか，牽引方向や負荷を確認する．必要であれば，バネ計りを用いて指運動時の負荷を測定する．

追記：外来などでスプリントを作製後に装着した後は，少なくとも30分ほど連続して装着してもらい静的・動的状態で最終チェックしてから持ち帰ってもらう．

Step2 基本編　基本型スプリント作製の実際

1. 掌側カックアップスプリント

スプリント名：掌側カックアップスプリント（palmar cock-up splint）
使　用　目　的：手関節伸展位固定
使　用　材　料：3.2 mm アクアプラスト（穴あき/穴なし），幅 25 mm ソフトストラップ，幅 50 mm ソフトストラップ，直径 22 mm ベルクロフックコイン（粘着テープ付），直径 35 mm ベルクロフックコイン（粘着テープ付），ストッキネット（2/3 号サイズ）

【完成図】

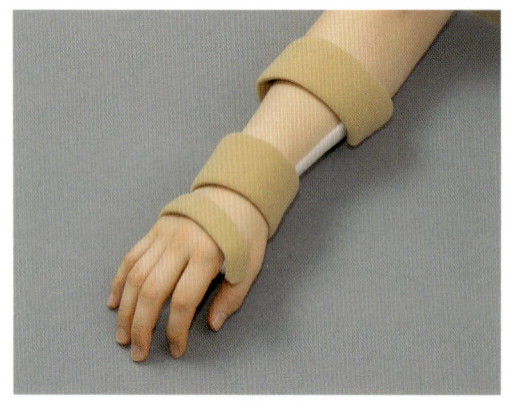

背側面

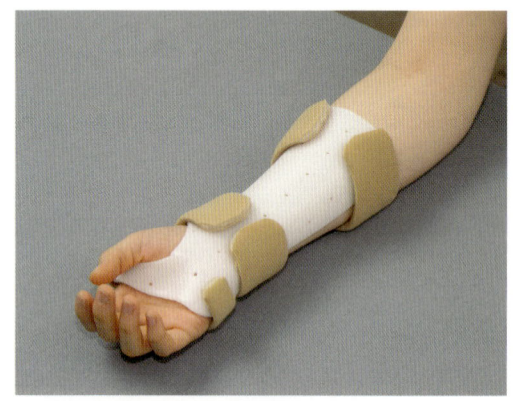

手掌面

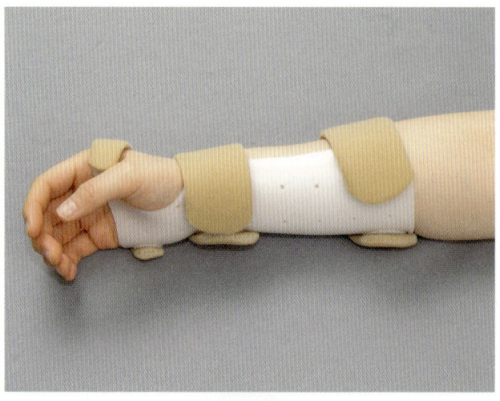

橈側面

作製手順

【採　型】

- 3.2 mm アクアプラスト（以下，スプリント材）に作製する側の上肢を前腕回内位，手関節中間位，手指完全伸展位で母指は 45°外転位にして置く（図1）．
- 横幅は前腕最大横径の長さの部位に水性ペンで印を付け，縦幅は近位手掌皮線から前腕 2/3 の長さに印を付ける．さらに横幅は 1.5〜1.8 倍にして，この印をもとに長方形の形をスプリント材に作図する（図2, 3）．
- 長方形の形に金尺を当てて，これに沿ってカッターで切り取る（図4）．
- 切り取ったスプリント材の中央に手をのせて近位掌側母球指皮線部および近位手掌皮線部に印を付けて確認する．
- その印に沿って，近位掌側母指球皮線部から近位手掌皮線部に終始する弧を描く．
- 手をスプリント材から外し，細い油性ペンでしっかりと半円形の線を引く（図5）．
- 半円形を描いた部分をヒートパンに入れて半透明になったら引き上げる（図6）．
- 水分を拭き取って，印に従って半円形に切り取る（図7）．
- 再びヒートパンに戻し，透明になったら引き上げる（図8）．
- 引き上げられたスプリント材をタオルの上にのせて水分を拭き取り，セラピストの前腕で温度を確認する（火傷を起こさない程度の熱さ；図9）．

【モールディング】

- モールディングの肢位は肘関節屈曲位で手関節 35°背屈位，前腕中間位で行う．
- 掌側よりスプリント材を当て（図10），第1指間腔，手関節橈側，前腕橈側でやや引っ張りながらつまんで仮留めをする（図11）．
- 手関節 35°背屈位を保ち，遠位横アーチを保持しながら手部および前腕部のモールディングを行う（図12）．
- 手掌アーチを作製する（図13）．

【トリミング】

- トリミングする部位に水性ペンで線を引く．
- 掌側は母指手根中手（CM：carpometacarpal）関節の動きを確保できるよう母指球皮線に沿って，前腕は中央部よりやや橈側に線を引く（図14）．
- MP 関節の屈曲運動を制限しないよう，近位手掌皮線と遠位手掌皮線よりやや近位に線を引く．前腕部は外側上果から尺側茎状突起部の長さの 2/3 を基準に印を付ける（図15〜17）．
- 半硬化の状態（材料が透明から半透明に変化したところ）で印に沿ってハサミで切り取り，さらに余分な縁を切り取る（図18, 19）．

【スムージング】

- エッジから 3 mm 程度の深さまでお湯につけ，前腕部にフレアーを付ける（図20, 21）．
- 母指運動を妨げないようにスムージングを行う．

- 同様にMP関節，手関節部および前腕部も行う．
- やや軟化した後，セラピストの指や手掌を用いてエッジ全体に丸みを付ける．
- 患者の皮膚が当たる内面から外面に向け擦り当てて行う．

【ストラッピング】
- 手部は直径22 mm，手関節部と前腕近位部には直径35 mmのベルクロフックコインを掌側背側に各1個，計6個を貼り付ける（図22）．
- 手部は幅25 mm，手関節部と前腕近位部は幅50 mmのソフトストラップを装着する（図23〜26）．

【最終確認】
- ①MP関節部の運動制限（図27），②母指対立運動制限（図28），③上肢全体の圧迫の有無（図29）を確認する．

ポイント
- 硬化時間を利用して手を包み込むようにスプリント材をのせ（ラップ法），形に沿ったモールディングを行う．それにより作製時にセラピストの指による圧迫痕をつくらなくてもスムーズに行える．
- 掌側カックアップスプリントの手関節背側角度は治療目的によって決められる．
- アクアプラストは，完全に硬化する際にやや縮む傾向にあるので，フィッティング後にセラピストがスプリントを徒手的に2〜3回広げてから患者に渡すとよい．

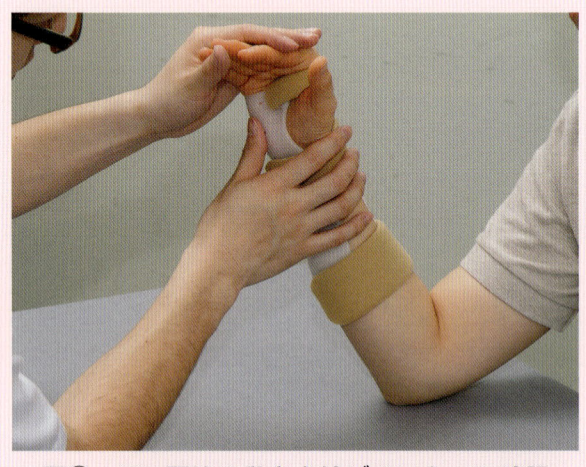

図①　MP関節の動きを妨げていないか確認

注意点
- 終日もしくは夜間装具として使用することが多いので適切な固定性と緩みを考慮する．
- MP関節の屈曲運動や対立運動を妨げていないかを確認する（図①）．
- モールディングおよび手掌アーチを作製する際，セラピストの母指で必要以上に強く圧迫しない．

基本編 Step2 基本型スプリント作製の実際

【採 型】

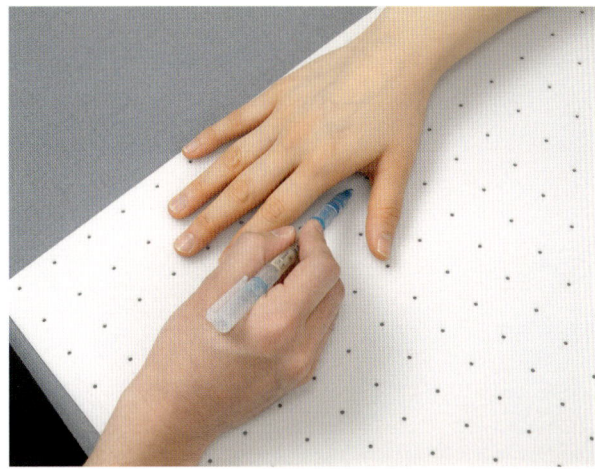

図1 母指手掌指節皮線および示指手掌指節皮線に印を付け，この線を橈側に伸ばしておく

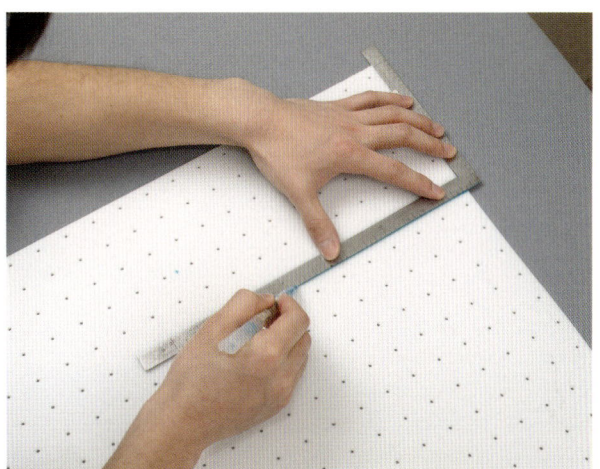

図2 前腕（幅1.5〜1.8倍の長さ）部の幅を底辺に手部に向かって垂線を引く

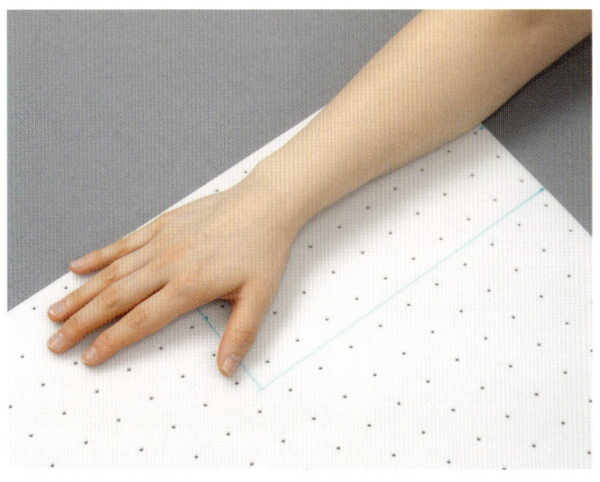

図3 2点の交差した点を起点に長方形を描く

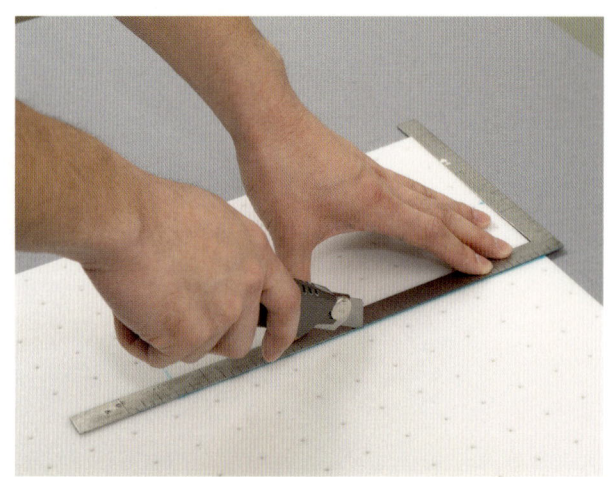

図4　長方形をカッターナイフで切り取る

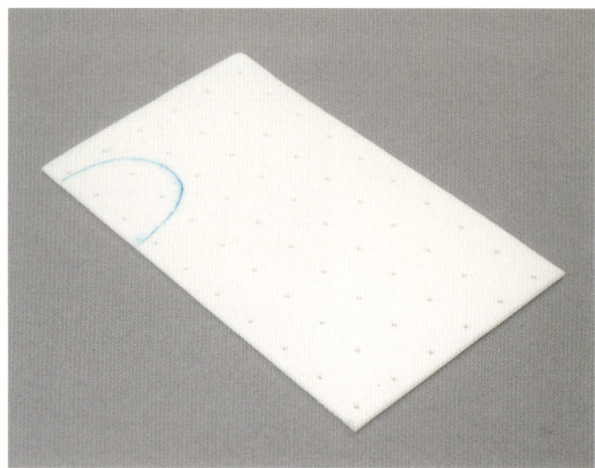

図5　先に印を付けた母指手掌指節皮線を頂点に半円形を描く

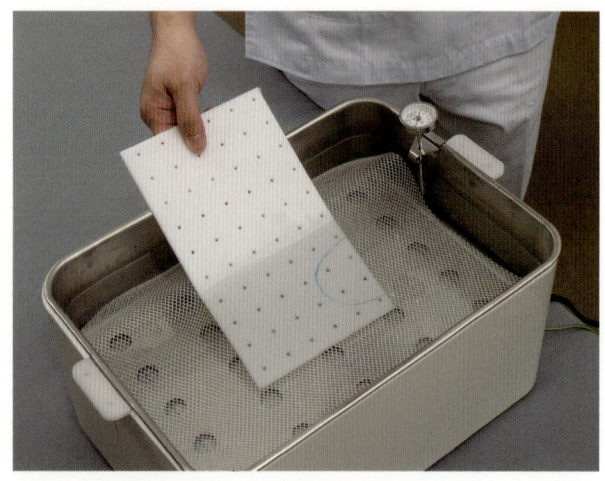

図6　半円型の部分を半透明になるまでヒートパンに入れる

基本編
Step2　基本型スプリント作製の実際

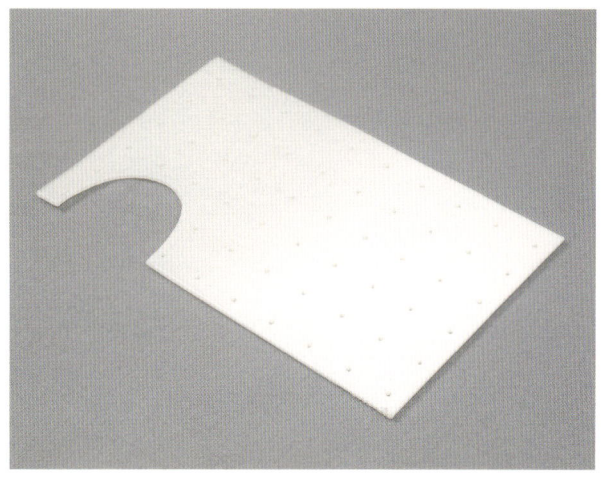

図7　ヒートパンから引き上げて半円形に切り抜く

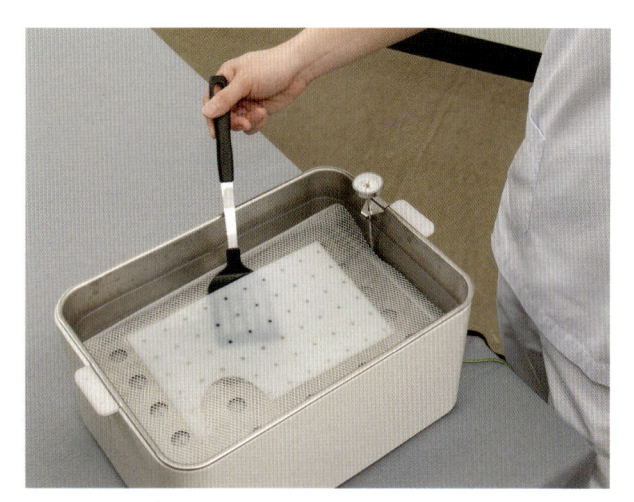

図8　再びヒートパンに戻し透明になるまで浸す

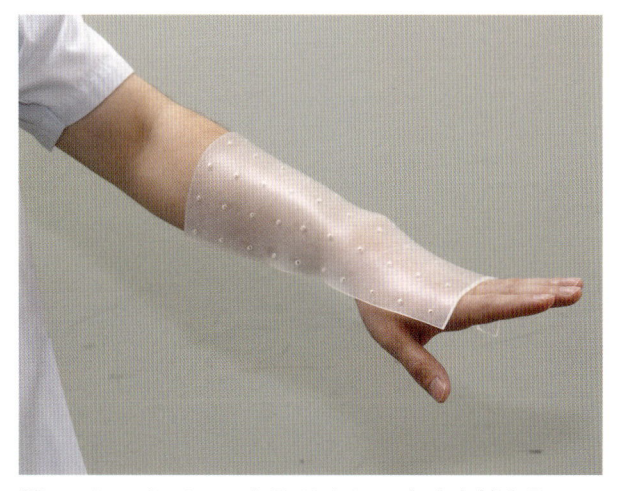

図9　ヒートパンから取り出して水分を拭き取り，火傷にならないよう肌で確認する

【モールディング】

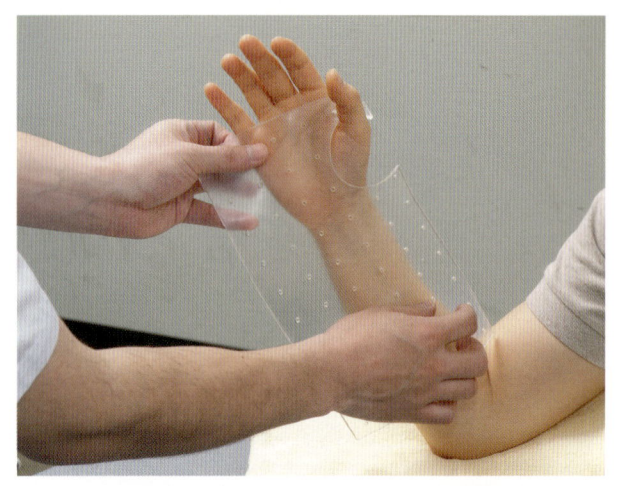

図10 スプリント材を手掌指節から母指球皮線に合わせて手掌にのせる

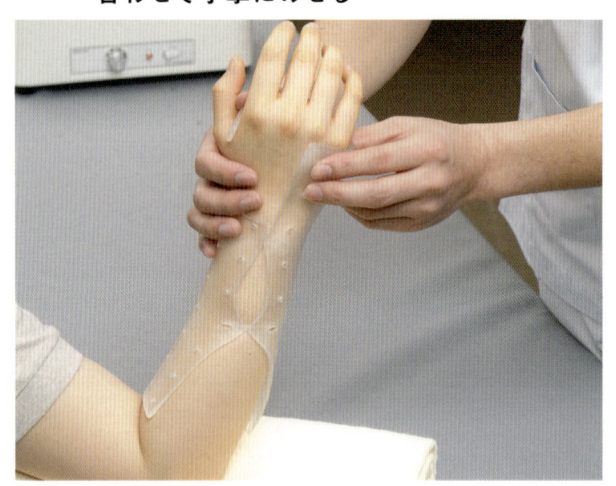

図11 背側に回して関節部およびMP関節部でピンチにて仮留めする

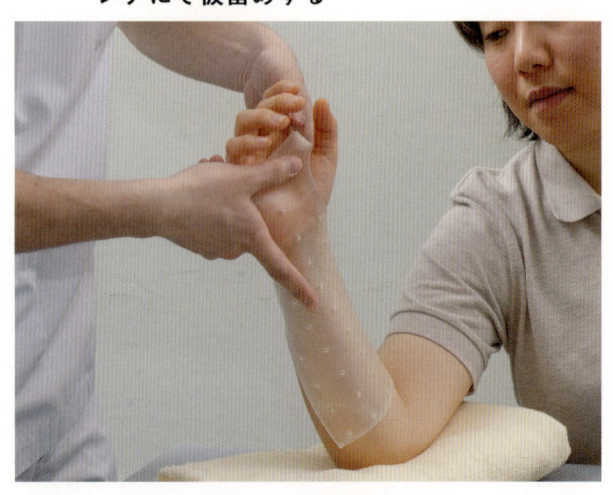

図12 硬化を利用して形を整えモデリングする

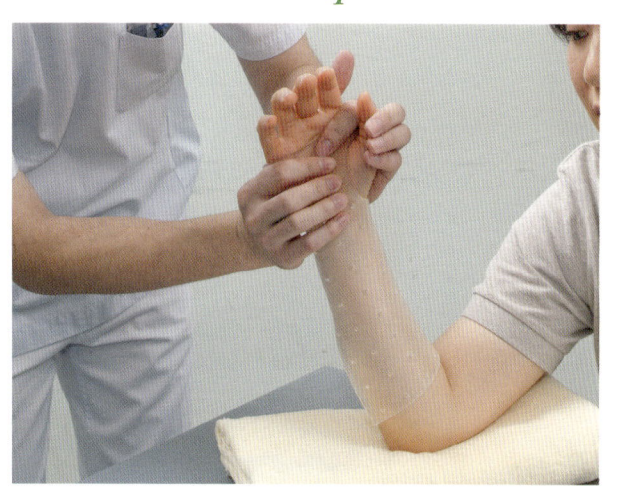

図13　両手で掌側アーチを作製する

【トリミング】

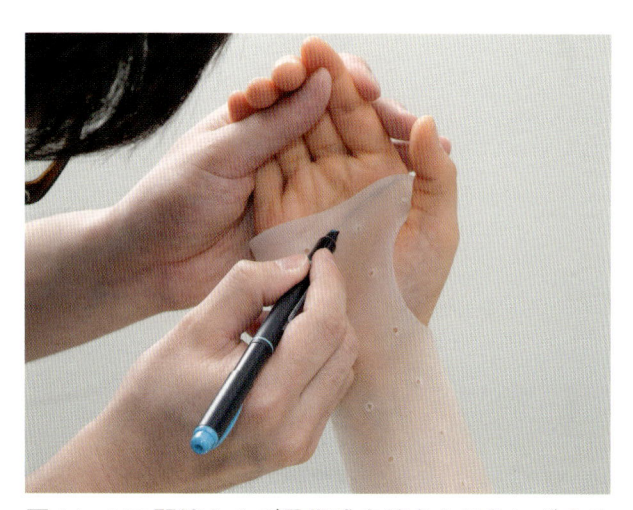

図14　MP関節および母指球皮線をトリミングするために印を付ける

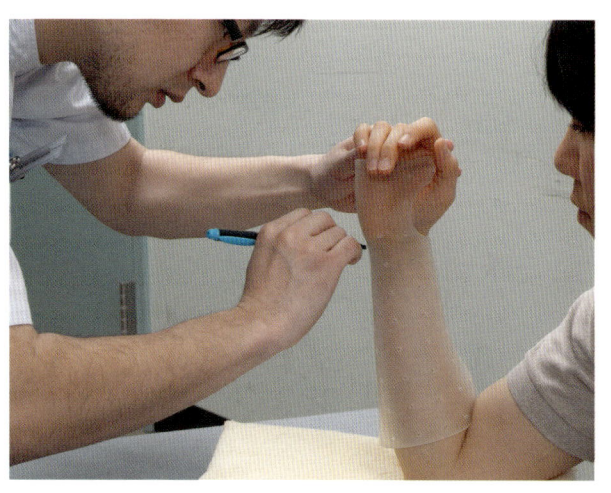

図15　前腕の厚さ1/2の尺側に印を付ける

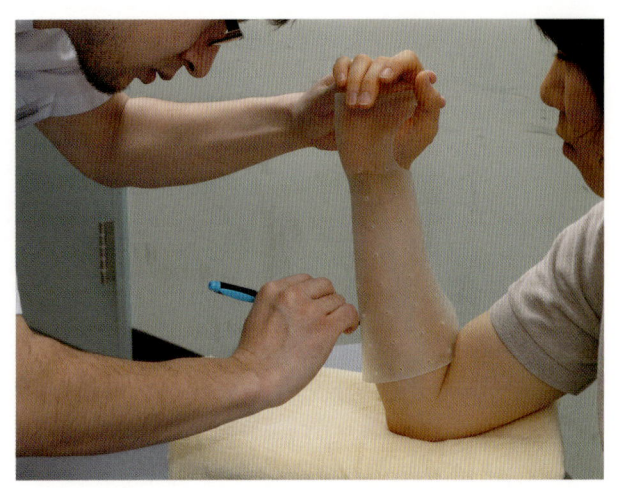

図16 印に沿って平行な線を前腕部近位まで付ける

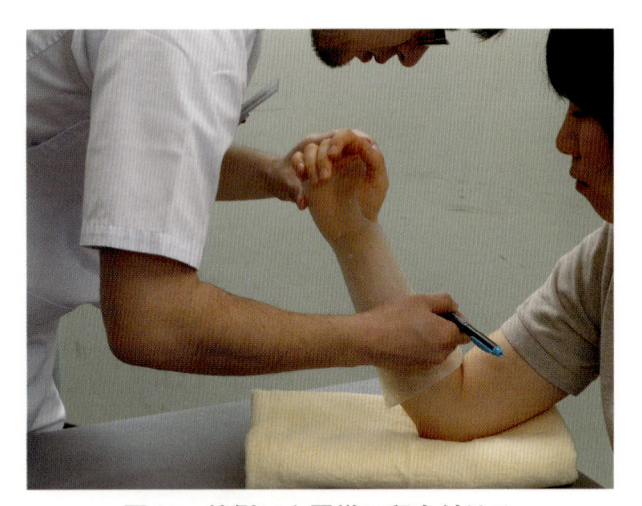

図17 橈側にも同様に印を付ける

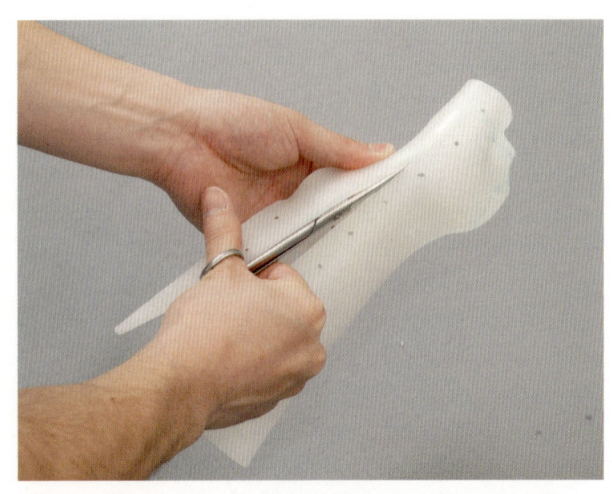

図18 手から外して完全に硬化する前に切り抜く

基本編 Step2　基本型スプリント作製の実際

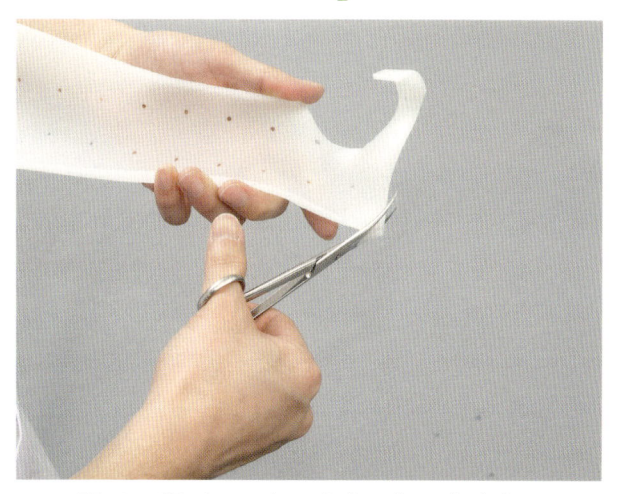

図19　傷がつかないように角は丸くする

【スムージング】

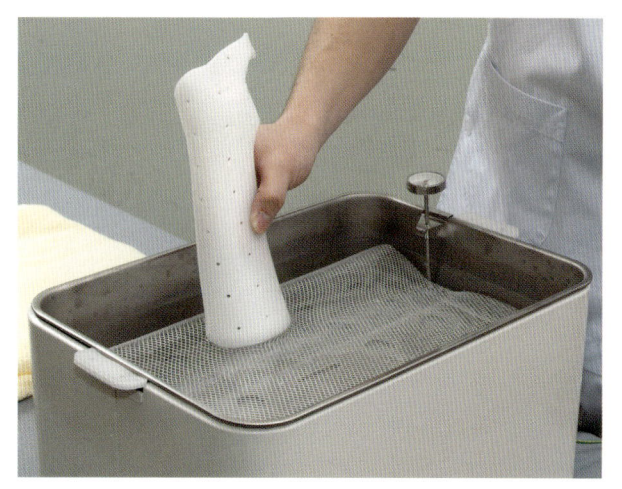

図20　スムージングするために前腕近位を温める

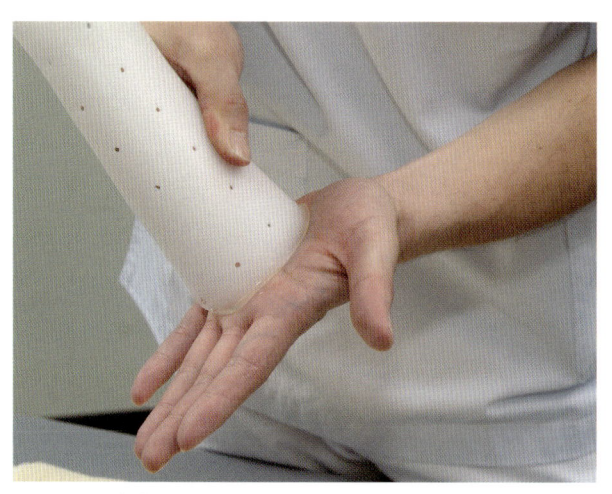

図21　手掌部に押し付けながらスムージングする

【ストラッピング】

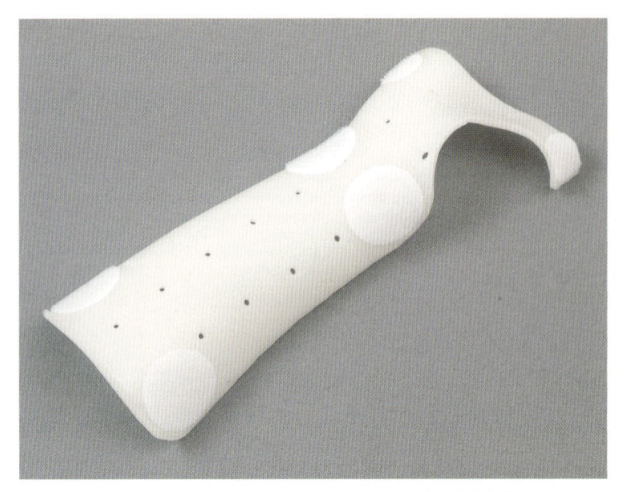

図22　ベルクロフックコインを貼付する

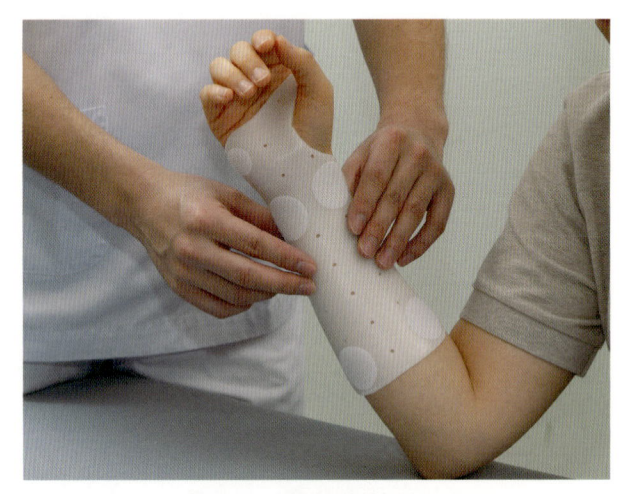

図23　再び装着する

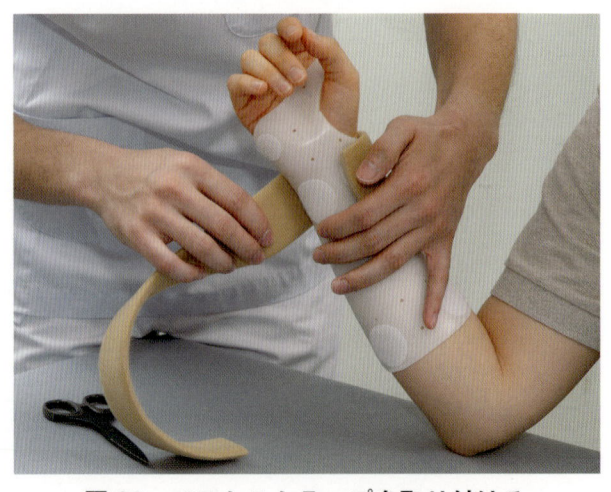

図24　ソフトストラップを取り付ける

【最終確認】

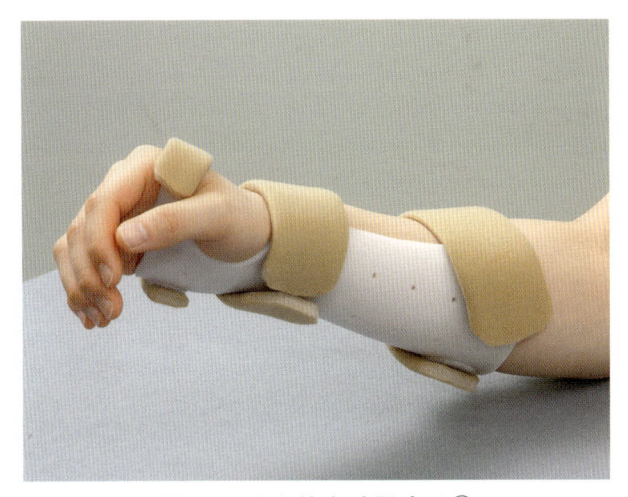

図25　安定性を確認する①

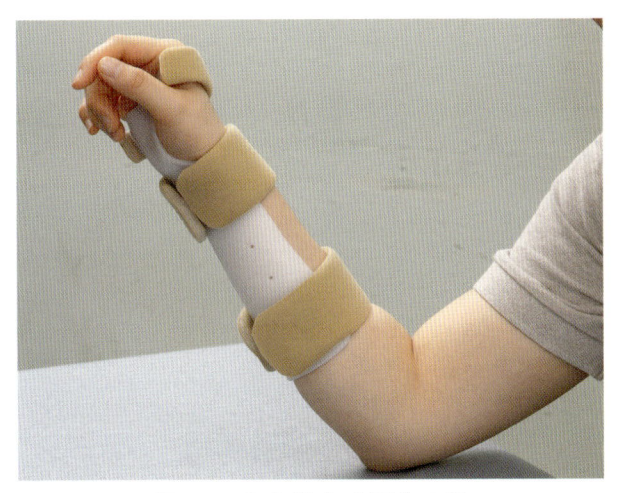

図26　安定性を確認する②

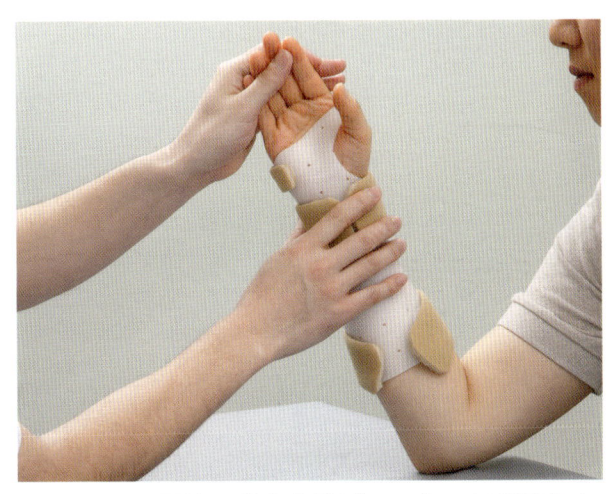

図27　MP関節の動きを妨げていないか確認する

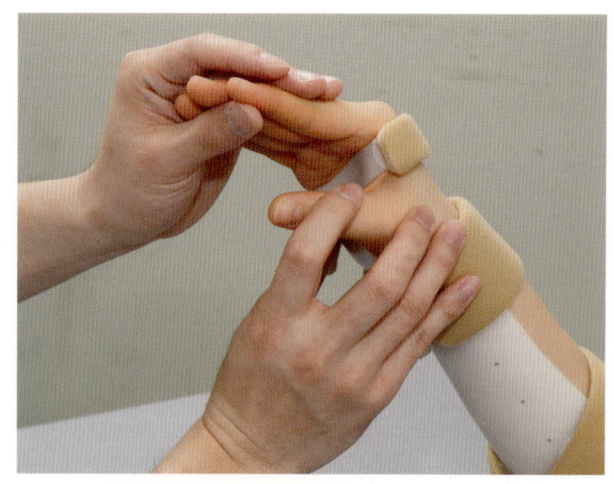

図28 母指の動きを妨げていないか,圧迫がないかを確認する

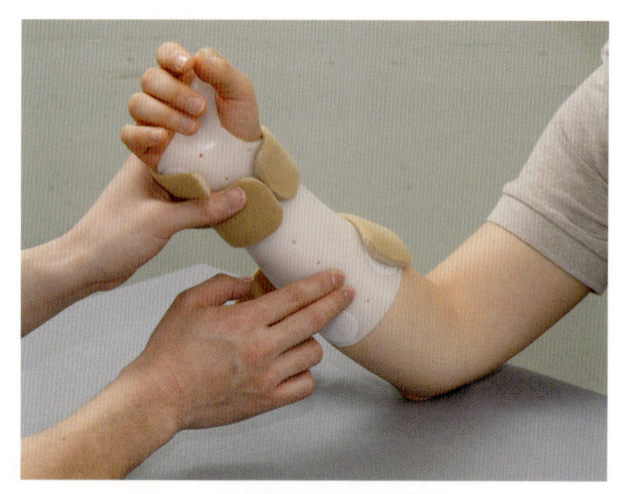

図29 前腕部の圧迫を確認する

Step2 基本編 基本型スプリント作製の実際

2. 背側カックアップスプリント

スプリント名：背側カックアップスプリント（dorsal cock-up splint）
使 用 目 的：手関節伸展位固定
使 用 材 料：3.2 mm アクアプラスト（穴あき/穴なし），幅25 mm ソフトストラップ，幅50 mm ソフトストラップ，直径22 mm ベルクロフックコイン（粘着テープ付），直径35 mm ベルクロフックコイン（粘着テープ付），ストッキネット（2/3号サイズ）

【完成図】

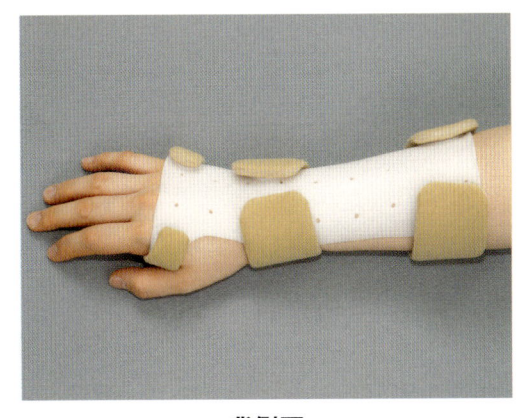

背側面

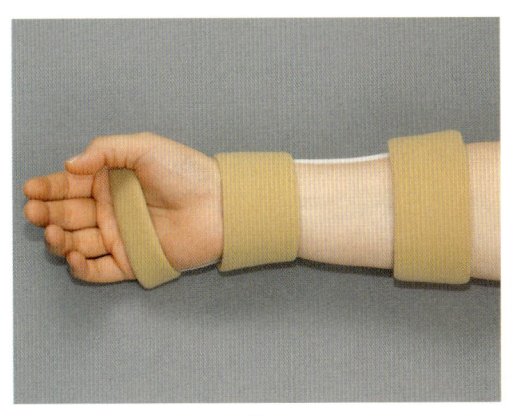

手掌面

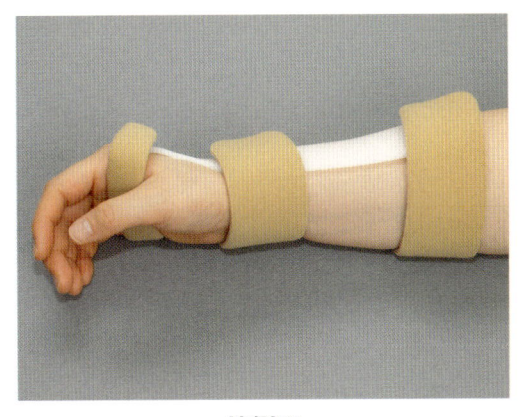

橈側面

作製手順

【採型】
- 3.2 mm アクアプラスト（以下，スプリント材）に作製する側の上肢を前腕回内位，手関節中間位，手指完全伸展位で，母指は 45°外転位にして置く（図1）．
- 横幅は前腕最大横径の長さの部位に水性ペンで印を付け，縦幅は近位手掌皮線から前腕 2/3 の長さに印を付ける．さらに横幅は 1.5～1.8 倍にして，この印をもとに長方形の形をスプリント材に作図する（図2）．
- 長方形の形に沿って金尺を当てて，これに沿ってカッターで切り取る（図3，4）．
- 切り取られたスプリント材の中央に手をのせ，近位掌側母指球皮線部および近位手掌皮線部に印を付けて確認する．
- その印に沿って，近位掌側母指球皮線部から近位手掌皮線部に終始する弧を描く．
- 手をスプリント材から外し，細い油性ペンでしっかりと半円形の線を引く（図5）．この半円形は掌側カックスプリントの半円形より浅くする．
- 半円形を描いた部分をヒートパンに入れて半透明になったら引き上げる（図6）．
- 水分を拭き取って，印に従って半円形に切り取る（図7）．
- 再びヒートパンに戻し，透明になったら引き上げる（図8）．
- 引き上げられたスプリント材をタオルの上にのせて水分を拭き取り，セラピストの前腕で温度を確認する（火傷を起こさない程度の熱さ；図9）．

【モールディング】
- モールディングの肢位は肘関節屈曲位で手関節 35°背屈位，前腕中間位で行う．
- 背側よりスプリント材を当て，第1指間腔，手関節橈側，前腕橈側でやや引っ張りながらつまんで仮留めをする（図10，11）．
- 手関節 35°背屈位を保ち，遠位横アーチを保持しながら手部および前腕部のモールディングを行う（図12）．
- 手掌アーチを作製する（図13，14）．

【トリミング】
- トリミングする部位に水性ペンで線を引く（図15）．
- 掌側は母指 CM 関節の動きを確保できるよう母指球皮線に沿って，前腕は中央部よりやや橈側に線を引く．
- MP 関節の屈曲運動を制限しないよう，近位手掌皮線と遠位手掌皮線よりやや近位に線を引く．前腕部は外側上果から尺側茎状突起部の長さの 2/3 を基準に印を付ける．
- 半硬化の状態（材料が透明から半透明に変化したところ）で，印に沿ってハサミで切り取り，さらに余分な縁を切り取る．

【スムージング】
- エッジから 3 mm 程度の深さまでお湯につけ，前腕部にフレアーを付ける．
- 母指運動を妨げないようにスムージングを行う．

- 同様に MP 関節，手関節部および前腕部も行う．
- やや軟化した後，セラピストの指や手掌を用いてエッジ全体に丸みを付ける．
- 患者の皮膚が当たる内面から外面に向け擦り当てて行う．

【ストラッピング】
- 手部は直径 22 mm，手関節部と前腕近位部には直径 35 mm のベルクロフックコインを掌側背側に各 1 個，計 6 個を貼り付ける．
- 手部は幅 25 mm，手関節部と前腕近位部は幅 50 mm のソフトストラップを装着する．

【最終確認】
- ①MP 関節部の運動制限，②母指対立運動制限，③上肢全体の圧迫の有無を確認する．

ポイント
- 硬化時間を利用して手を包み込むようにスプリント材をのせ（ラップ法），形に沿ったモールディングを行う．それにより作製時にセラピストの指による圧迫痕をつくらなくてもスムーズに行える．
- 背側カックアップスプリントの手関節背側角度は治療目的によって決められる．
- アクアプラストは完全に硬化する際にやや縮む傾向にあるので，フィッティング後にセラピストがスプリントを徒手的に 2～3 回広げてから患者に渡すとよい．

注意点
- 終日もしくは夜間装具として使用することが多いので適切な固定性と緩みを考慮する．
- MP 関節の屈曲運動や対立運動を妨げていないかを確認する．
- モールディングおよび手掌アーチを作製する際，セラピストの母指で必要以上に強く圧迫しない．

【採　型】

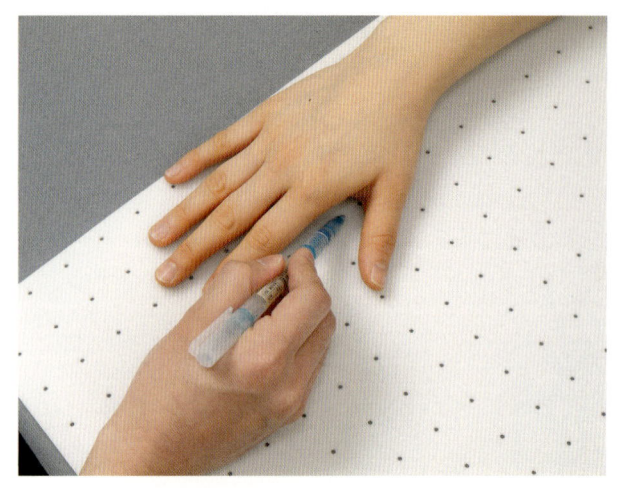

図1　母指手掌指節皮線および示指手掌指節皮線に沿って，スプリント材に印を付ける

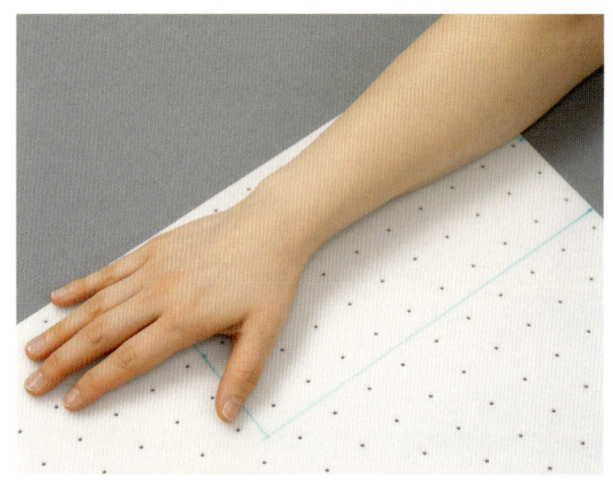

図2　横幅を前腕部の幅の1.5〜1.8倍，縦幅を近位手掌皮線から前腕近位2/3の長さで長方形を描く

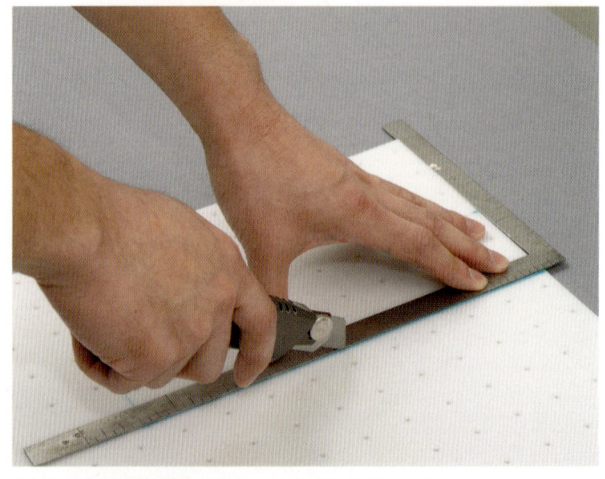

図3　描いた線に沿って金尺を当てながらカッターで切り取る

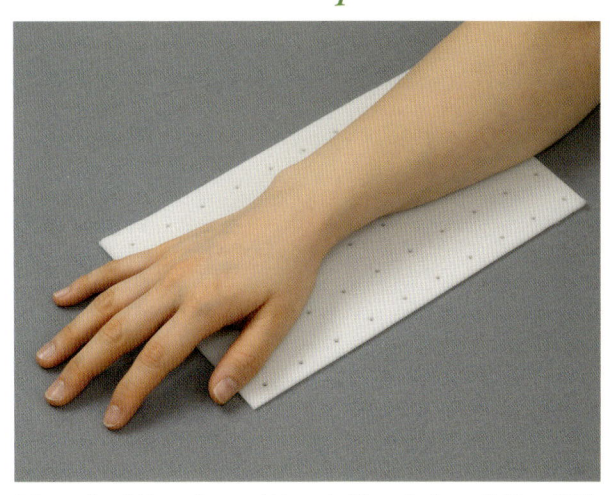

基本編 Step2 　基本型スプリント作製の実際

図4　切り取ったスプリント材の中央に手部・前腕部をのせる

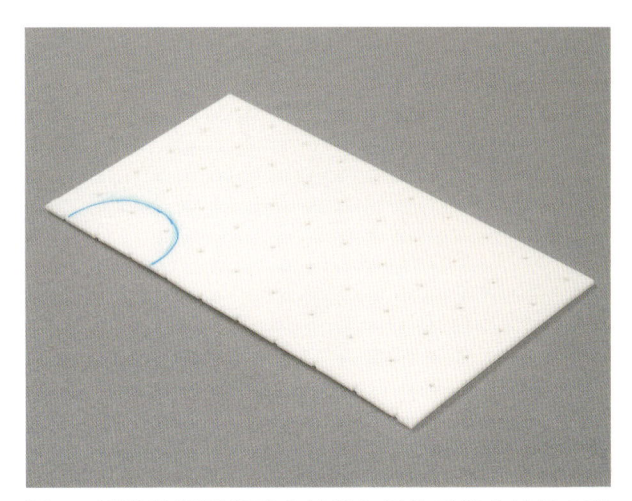

図5　近位掌側母指球皮線部と近位手掌皮線部の印をもとに半円を描く

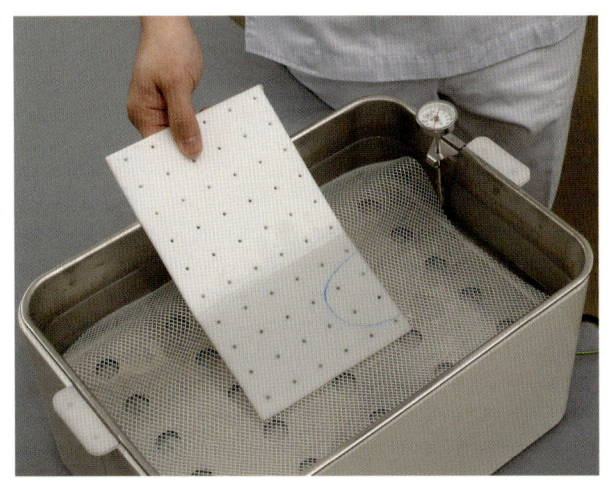

図6　ヒートパンで半円形の部分を半透明になるまで温める

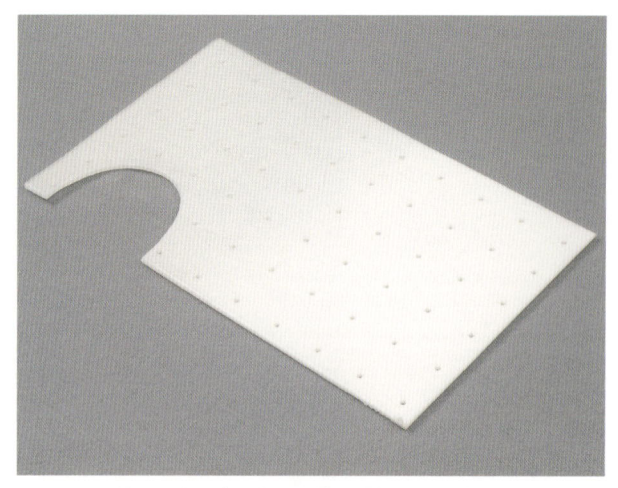

図7　反バサミで半円形を切り抜く

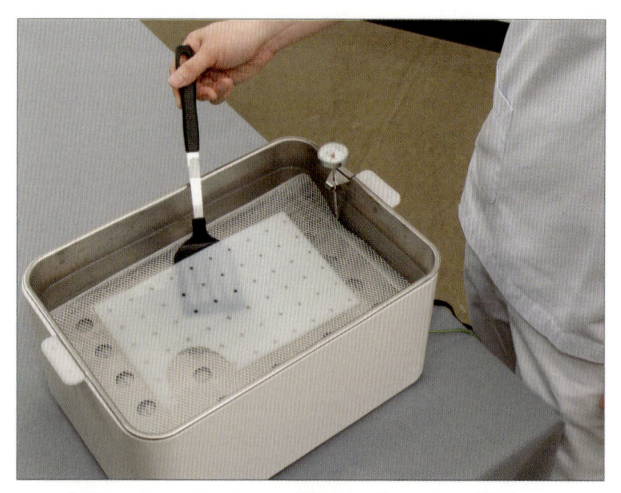

図8　ヒートパンで透明になるまで温める

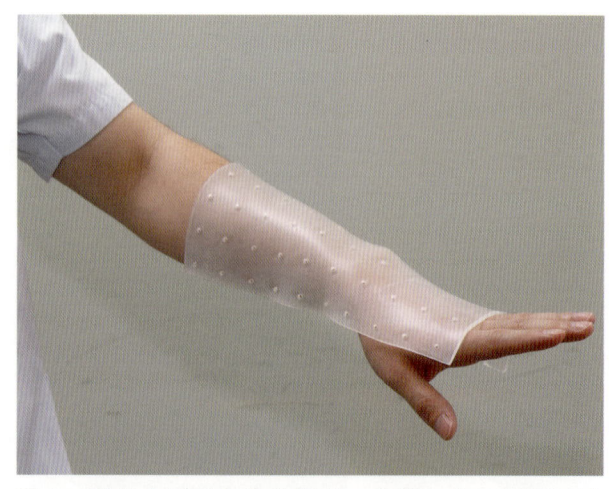

図9　引き上げて水分を切り，火傷しない温度に冷ます

基本編 Step2　基本型スプリント作製の実際

【モールディング】

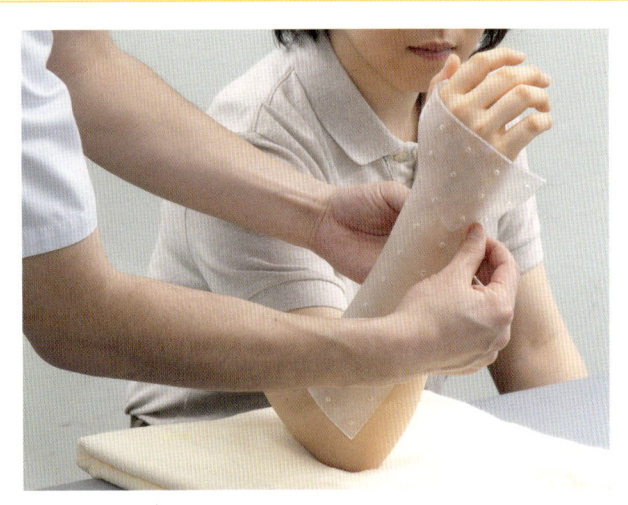

図10　スプリント材を背側から均等に引っ張りながらモールディングする

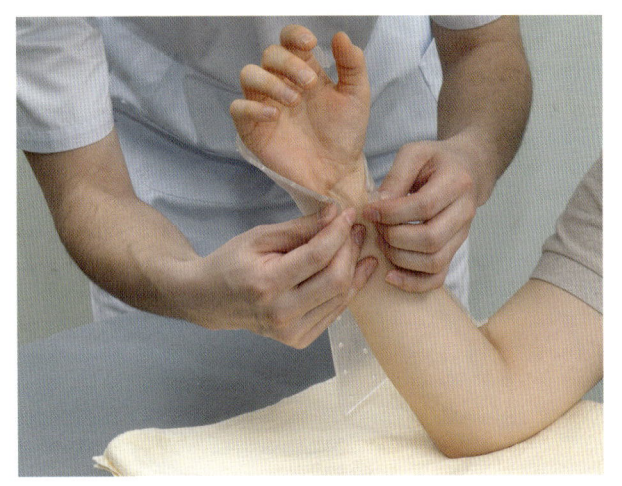

図11　手関節掌側中央でつまみながら貼り合わせる（ピンチ法）

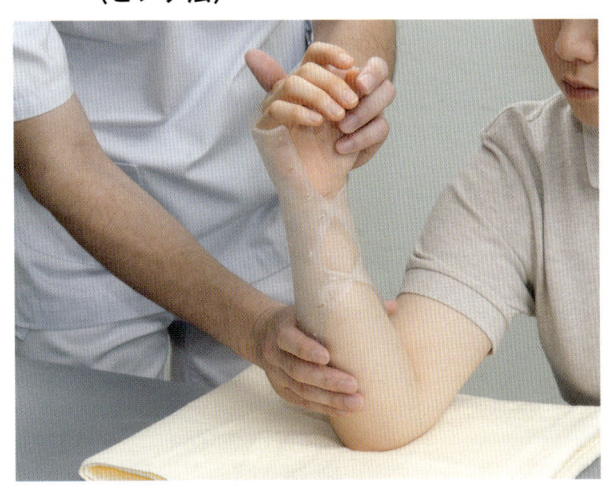

図12　スプリント材の硬化を利用しながら包み込むようにモールディングする

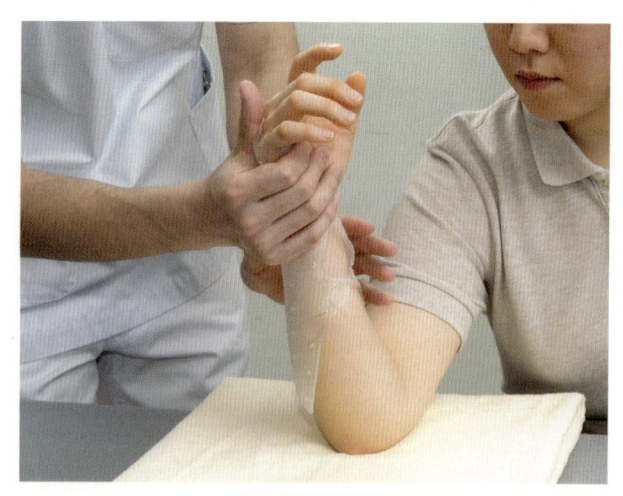

図13　手掌部にアーチをつくる

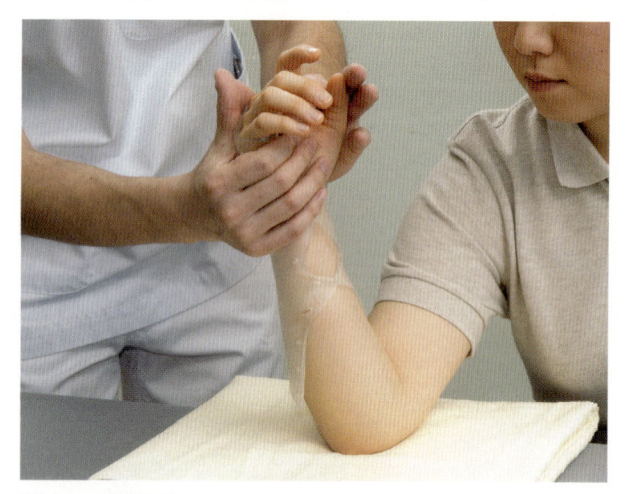

図14　硬化前にモールディングのフィットおよび
　　　アーチの状態を最終確認する

【トリミング】

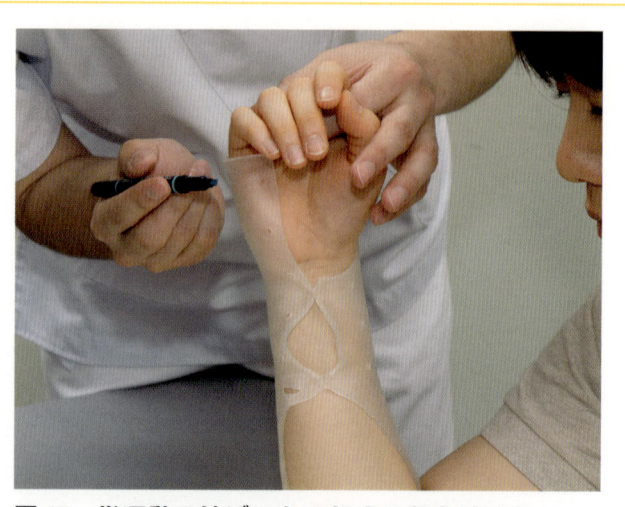

図15　指運動の妨げになる部分に印を付ける

【以下の手順は掌側カックアップスプリントに準じる】

Step3 応用編　基本にトラクションを加えて動的装具に応用

1. アウトリガー付 PIP 関節伸展補助スプリント

スプリント名：アウトリガー付 PIP 関節伸展補助スプリント
使用目的：PIP 関節の伸展補助，PIP 関節屈曲拘縮の改善
使用材料：3.2 mm アクアプラスト，1.6 mm アクアプラスト，ハンガーワイヤー，革，ラバーバンド，直径 35 mm ベルクロフックコイン（粘着テープ付），メスのベルクロなど

【完成図】

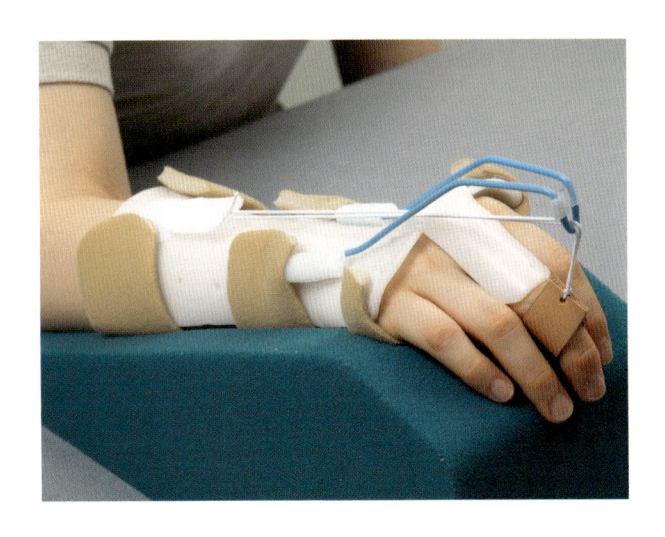

作製手順

【準　備】
- ベースとなる背側カックアップスプリントを作製する（Step 2 参照）．
- 3.2 mm アクアプラストを用いて 2.5 cm×8 cm 程度の長方形を切り抜き，背側カックアップスプリントに取り付ける MP 関節伸展ブロック用のパーツを準備する（図1）．
- ハンガーワイヤーを折り曲げてアウトリガーを作製する（図2）．
- 3.2 mm アクアプラストを用いて，アウトリガーを背側カックアップスプリントに接

着させるパーツ（5 cm×5 cm 程度の正方形）2 個を切り取る．
- 1.5 cm×8 cm 程度のカフ用の革を準備する（図 3）．

【MP 関節伸展ブロックの作製】
- MP 関節伸展ブロック用のパーツをお湯に入れ軟化させる．
- MP 関節は 70〜80°屈曲位の肢位をとらせる．
- 背側より MP 関節伸展ブロック用のパーツを当てモールディングを行う（図 4）．
- 角を丸く切り取る．
- MP 関節伸展ブロック用スプリント材と背側カックアップスプリントの接触する部位をヒートガンで熱し，接着させる（図 5〜7）．

【カフの作製】
- 革の両端に革細工用ポンチを使用して，2〜3 mm 程度の穴を 2 個開ける（図 8）．
- 革に開けた穴に長さ 60 cm 程度のラバーバンドを通し，玉結びを 2 回行い，牽引用のカフを作製する（図 9，10）．

【アウトリガーの取り付け】
- 指の中節部にカフを取り付け，垂直に牽引できるようにアウトリガーの角度修正や設置位置の調整を行う（図 11）．
- アウトリガーの両端 5 cm 程度を，ペンチを用いて曲げて折り返す（図 12）．
- 背側カックアップスプリントに接着させるパーツをお湯で軟化させた後，ペンチで折り返した部位に巻き付ける（図 13）．
- アウトリガーをベースの背側カックアップスプリントに仮留めし，その位置に水性ペンで印を付ける（図 14）．
- 硬化した後，ヒートガンで熱し，印を付けた位置を目安に接着させる．

【ラバーバンドトラクションの取り付け】
- 2 cm×5 cm 程度の長方形のメスのベルクロに穴を 1 カ所開ける．
- 背側カックアップスプリントの近位部中央に，メスのベルクロを取り付けるための直径 35 mm ベルクロフックコインを貼り付ける（図 15）．
- 指の中節部にカフを取り付け，ラバーバンドをアウトリガーとメスのベルクロの穴に通す．
- ラバーバンドの緊張を調整した後に，ラバーバンドを結ぶ（図 16）．
- メスのベルクロを遠位または近位に移動し，ラバーバンドの緊張を調整する．
- アウトリガー先端にラバーバンドが外れるのを防止するパーツを厚さ 1.6 mm のアクアプラストを用いて作製する（図 17，18）．

【最終確認】
- ラバーバンドトラクションにより，指の中節部が垂直方向に，指列に対し平行に牽引されているかを確認する．

応用編 Step3 基本にトラクションを加えて動的装具に応用

ポイント

- ラバーバンドは，装具内で可能な限り長めに設置する．
- 手関節部固定用のストラップはアウトリガーの設置場所と近似するため，アウトリガーを設置後にベルクロフックコインを貼り付ける(図①)．

注意点

- スプリント装着後は，手指の色調の変化やしびれの症状が生じていないか確認する．症状が生じた場合は，ラバーバンドの緊張を弱めに調整する．
- 常に指の中節部が垂直方向に牽引されるようアウトリガーの角度を定期的に修正する．

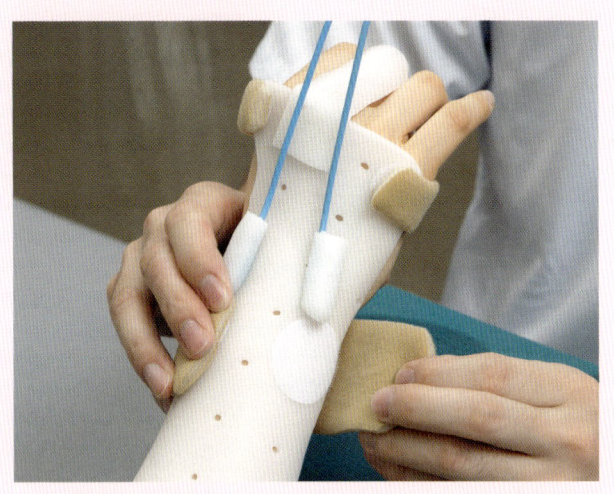

図① 手関節部固定用のストラップの設置

【準 備】

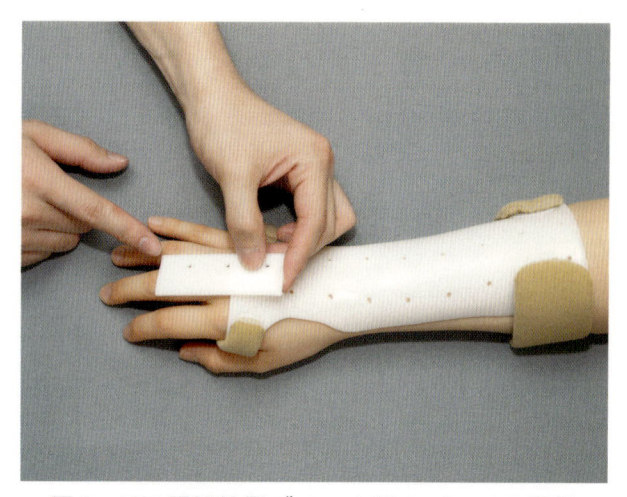

図1　MP関節伸展ブロック用のパーツの準備

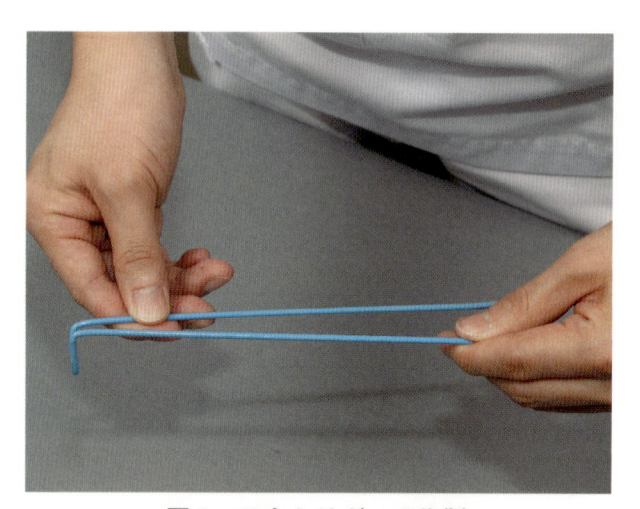

図2　アウトリガーの作製

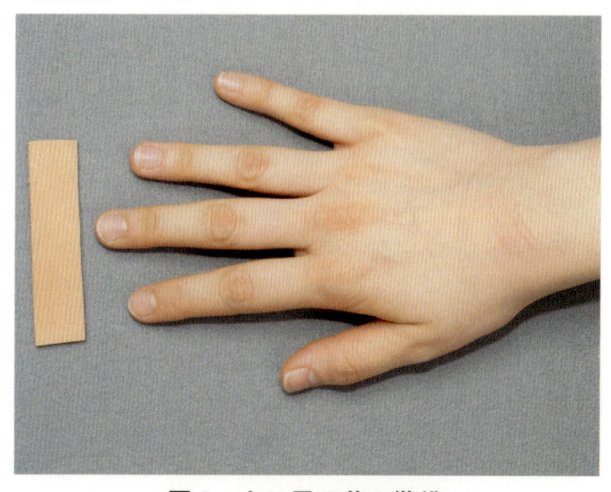

図3　カフ用の革の準備

【MP 関節伸展ブロックの作製】

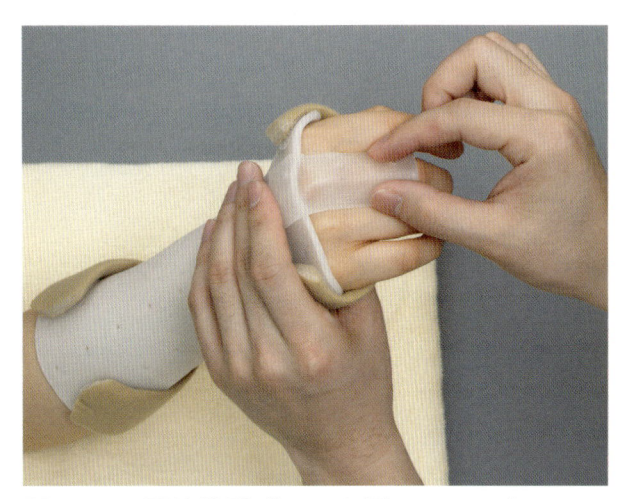

図4　MP関節伸展ブロック用のパーツをモールディング

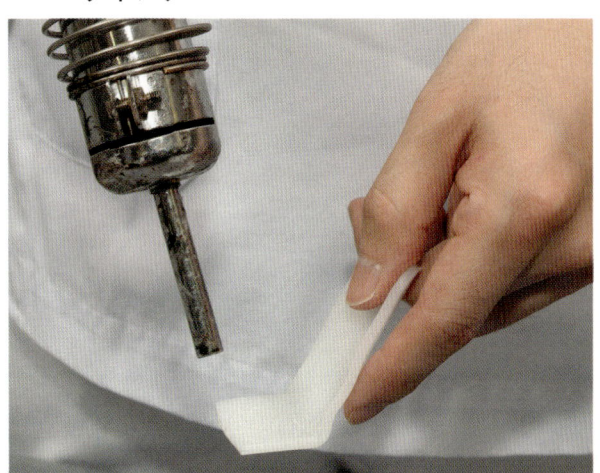

図5　MP関節伸展ブロック用のパーツをヒートガンで加熱

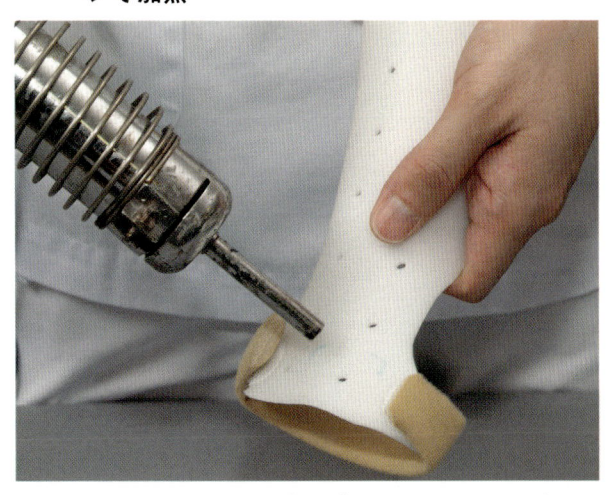

図6　背側カックアップスプリントをヒートガンで加熱

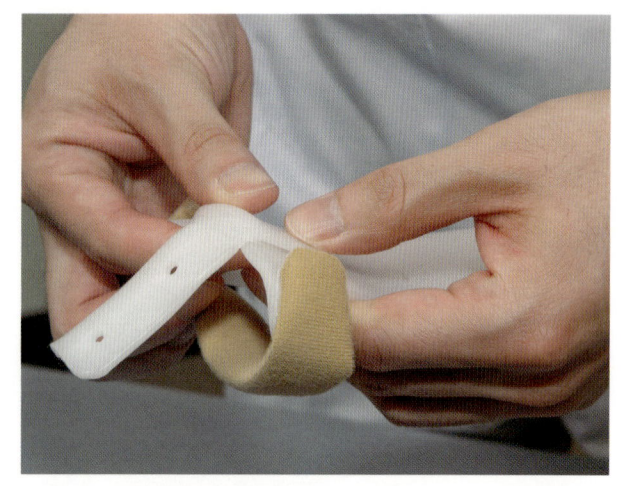

図7 MP関節伸展ブロック用のパーツを接着

【カフの作製】

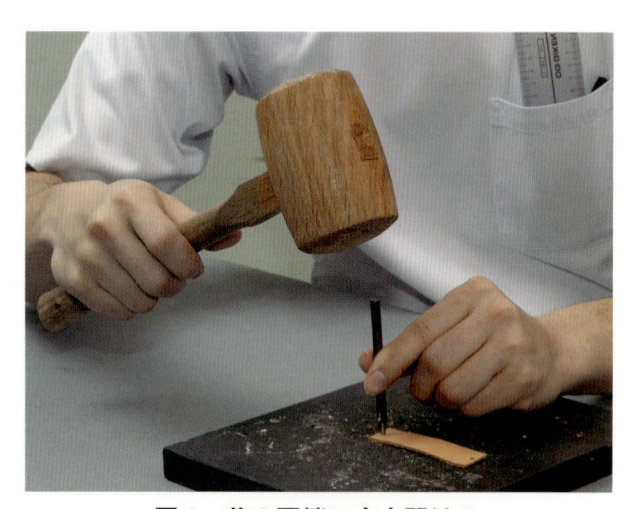

図8 革の両端に穴を開ける

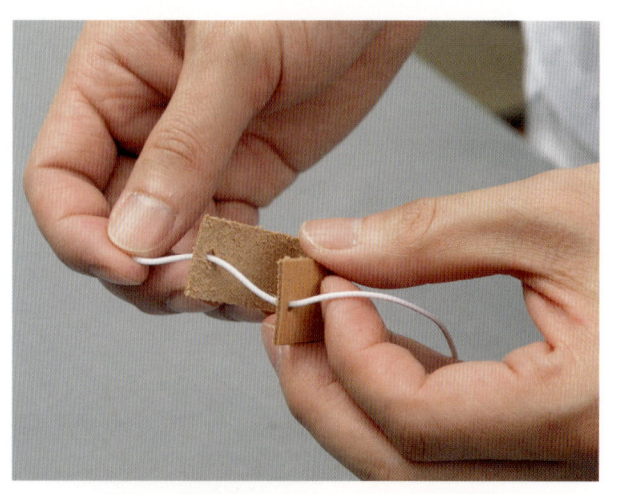

図9 革の穴にラバーバンドを通す

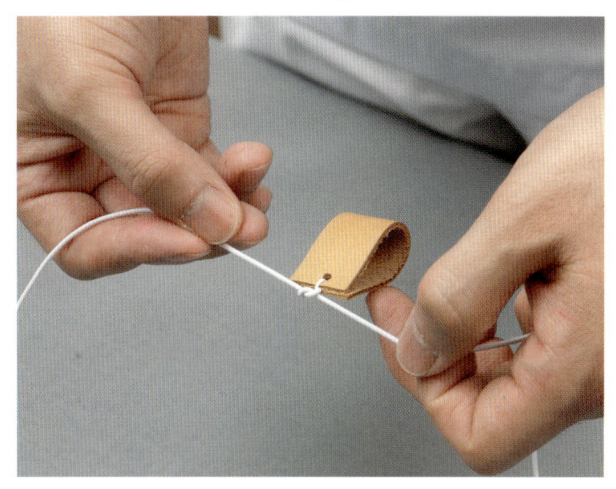

応用編 Step3　基本にトラクションを加えて動的装具に応用

図 10　ラバーバンドの結合

【アウトリガーの取り付け】

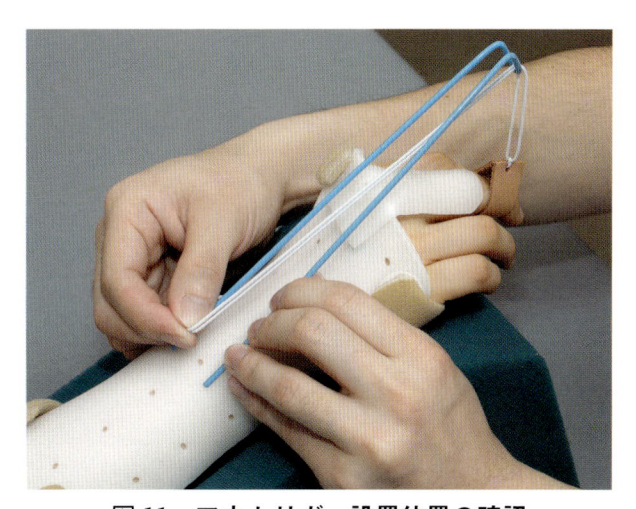

図 11　アウトリガー設置位置の確認

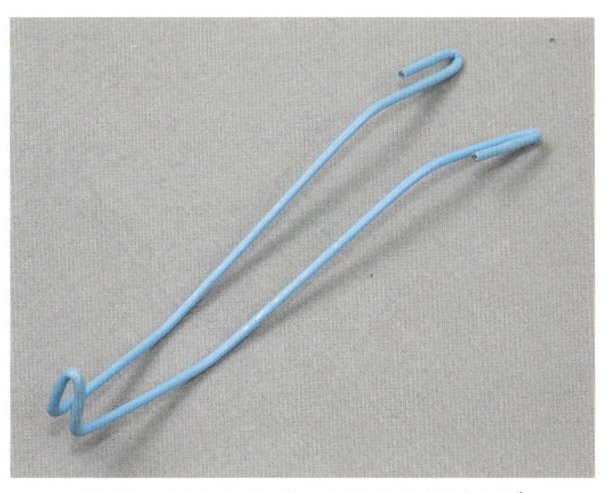

図 12　アウトリガーの両端の折り曲げ

51

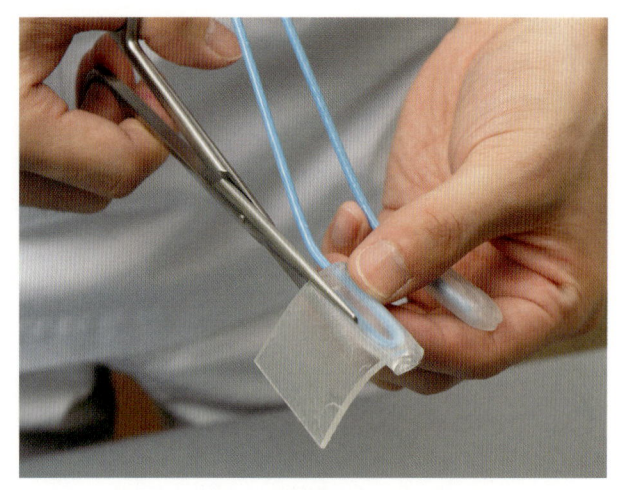

図13　アウトリガーを設置させるためのスプリント材の巻き付け

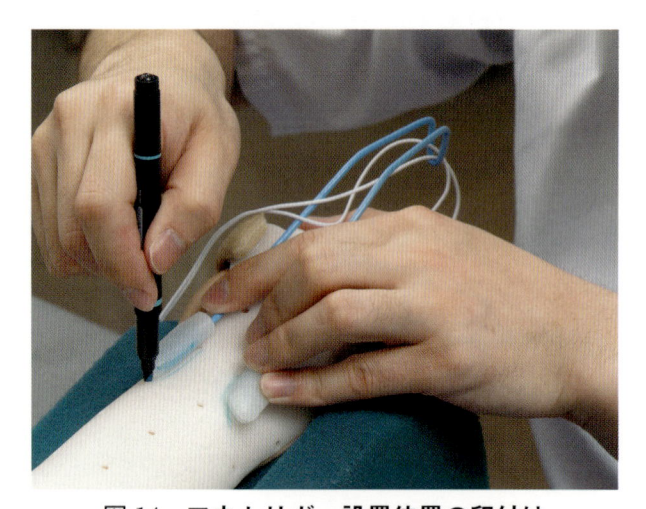

図14　アウトリガー設置位置の印付け

【ラバーバンドトラクションの取り付け】

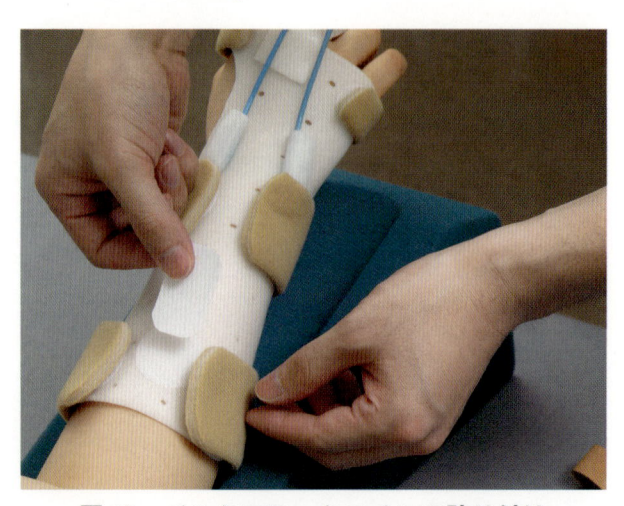

図15　ベルクロフックコインの貼り付け

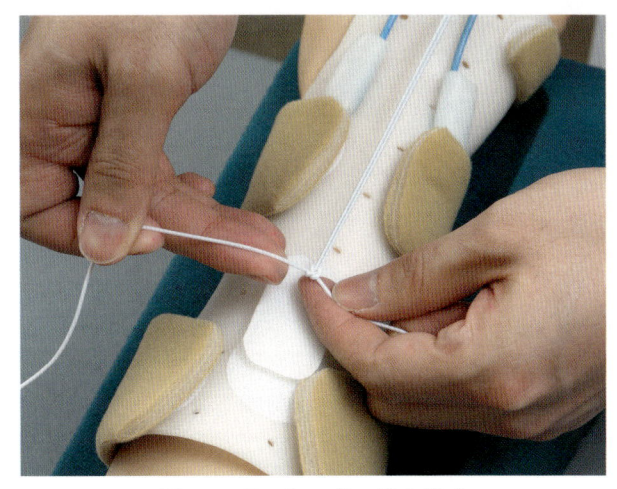

応用編 Step3 基本にトラクションを加えて動的装具に応用

図16　ラバーバンドの結合

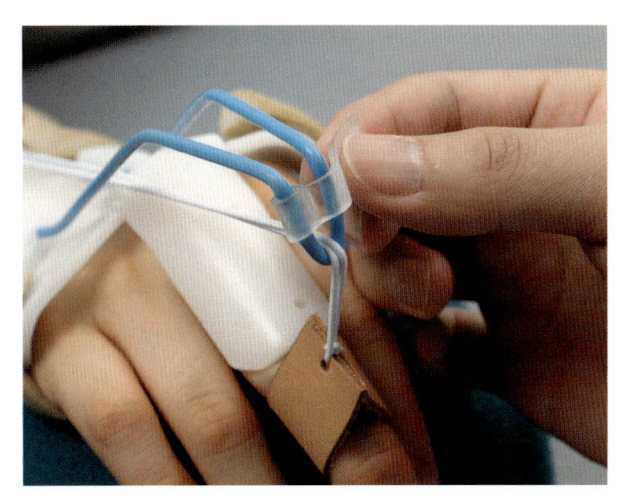

図17　ラバーバンドの脱線防止用パーツの設置①

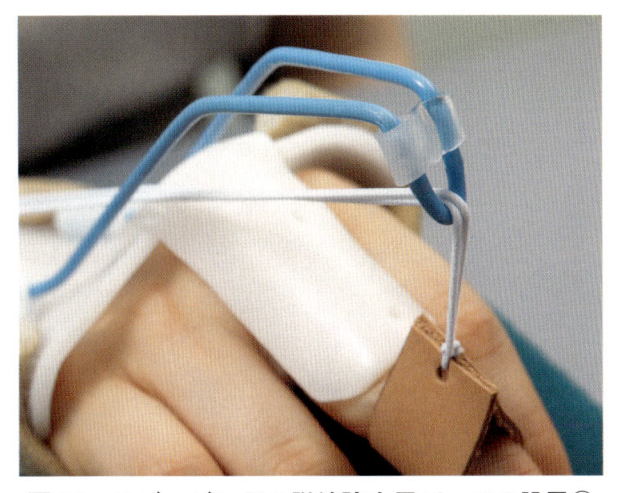

図18　ラバーバンドの脱線防止用パーツの設置②

Step4 臨床編 よく処方されるスプリント作製の実際

1. マレットフィンガー用スプリント

スプリント名：DIP 関節伸展位保持用スプリント
使用目的：DIP 関節の過伸展位固定
使用材料：1.6 mm アクアプラスト，直径 22 mm ベルクロフックコイン（粘着テープ付），メスのベルクロ

【完成図】

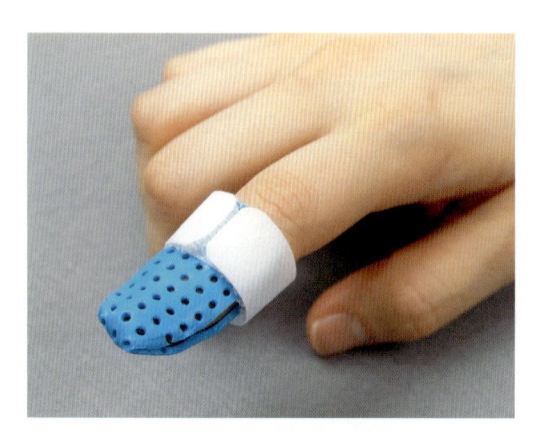

スプリント装着後の斜方向　　　　スプリント装着後の側面

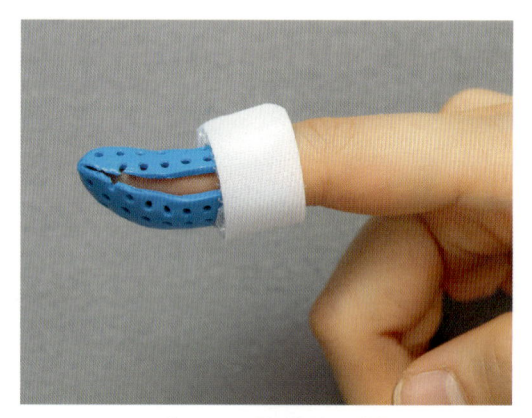

作製手順

【採型】

- 1.6 mm アクアプラスト（以下，スプリント材）に指を置き，縦幅は PIP 関節から指尖部，横幅は指の横径よりやや広めのところに印を付ける．
- 縦幅の2倍の長さに印を付け，長方形を水性ペンで作図する（図1）．
- 線に沿ってハサミで切り抜く．

【モールディング】

- 切り取ったスプリント材をお湯に入れ，軟化させる．
- スプリント材を指先部より掌背側に挟み込む（図2）．

● 遠位指節間（DIP：distal interphalangeal）関節を過伸展位でモールディングする（図3）.

【トリミング】
● 指先部を斜めにカットする（図4）.
● 掌側を近位指節間皮線にかからないように切り取る.
● 背側をPIP関節にかからないように切り取る.
● 角を丸く切り取る.

【スムージング】
● エッジ部をお湯に入れやや軟化させた後に，全体のスムージングを行う.

【ストラッピング】
● 直径22mmベルクロフックコインの上端と下端を切り取り，長方形状の形にしたものを2つ作製する（図5）.
● スプリントの掌背側の近位部をヒートガンで熱した後に，長方形状にしたベルクロフックコインを貼り付ける（図6，7）.
● メスのベルクロを用いてストラップを装着する（図8）.
● ストラップの角を丸く切り取る.

【最終確認】
● PIP関節の屈曲運動を妨げていないか確認する（図9）.

ポイント
● 代表的なマレットフィンガー用スプリントにスタックスプリント（Stack splint）がある. しかし，この装具はDIP関節の背側皮膚に圧が集中するため，この部位の皮膚にトラブルが生じやすい. 本装具は掌背側よりDIP関節過伸展位を保持できるため，DIP背側皮膚への局所的な圧が加わりにくい特徴がある.
● DIP関節は可能な限り過伸展位でモールディングする.

注意点
● 装着している部位の皮膚に掻痒，発赤や発疹が生じていないか定期的に確認する.

【採　型】

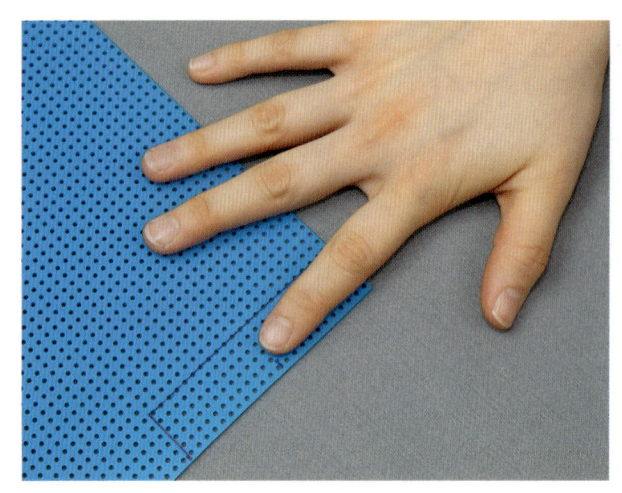

図1　長方形の作図

【モールディング】

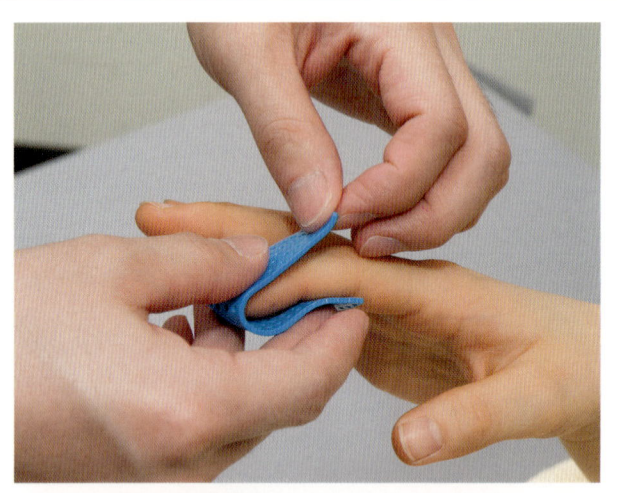

図2　指先部からのモールディング

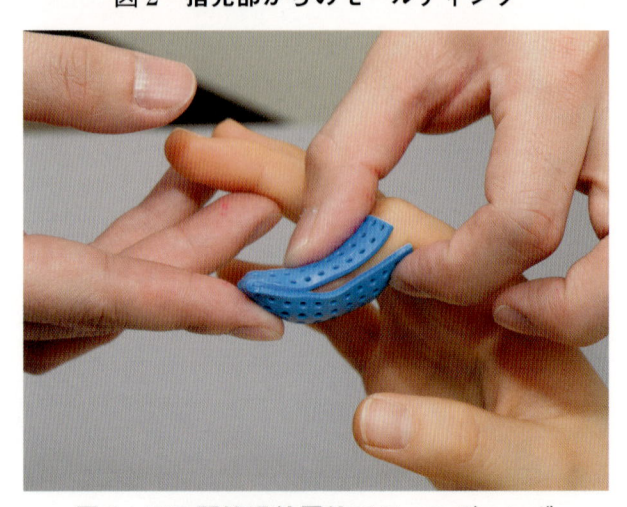

図3　DIP関節過伸展位でモールディング

臨床編 Step4　よく処方されるスプリント作製の実際

【トリミング】

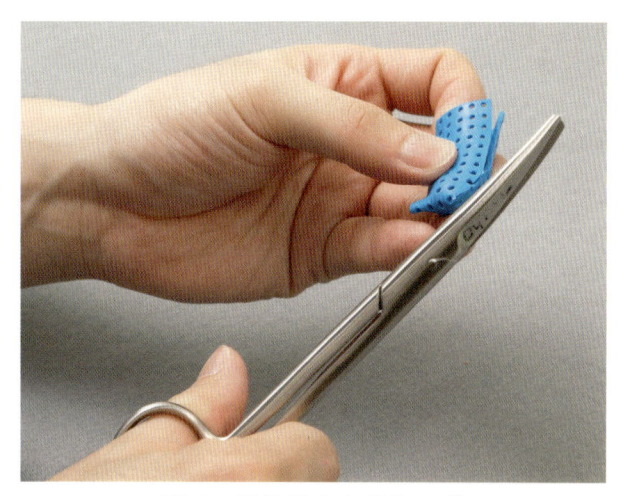

図4　指先部のトリミング

【ストラッピング】

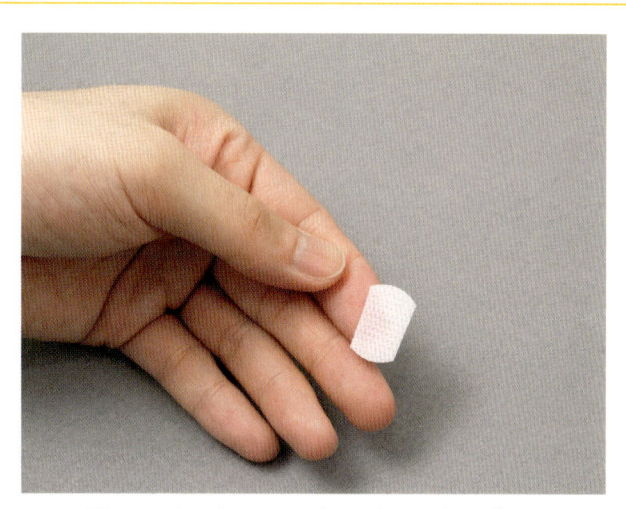

図5　ベルクロフックコインの切り取り

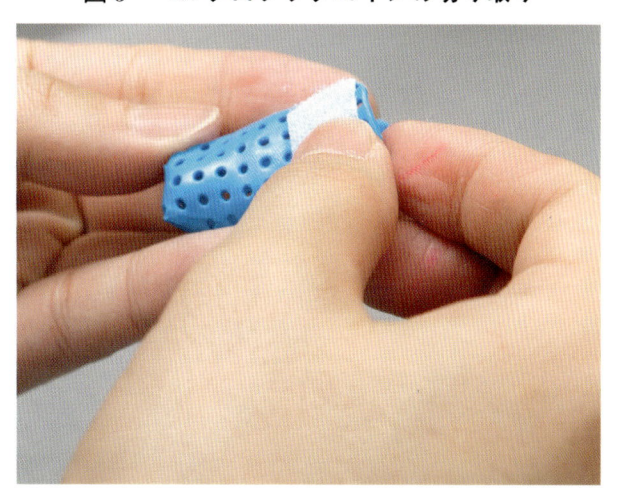

図6　長方形状にしたベルクロフックコインの接着

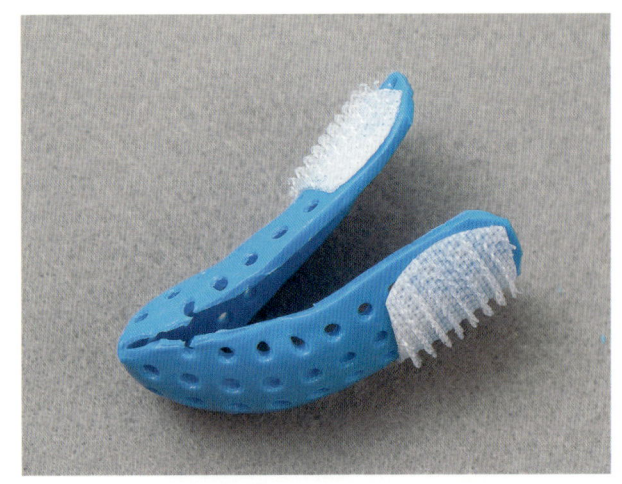

図7　ベルクロフックコインの接着位置

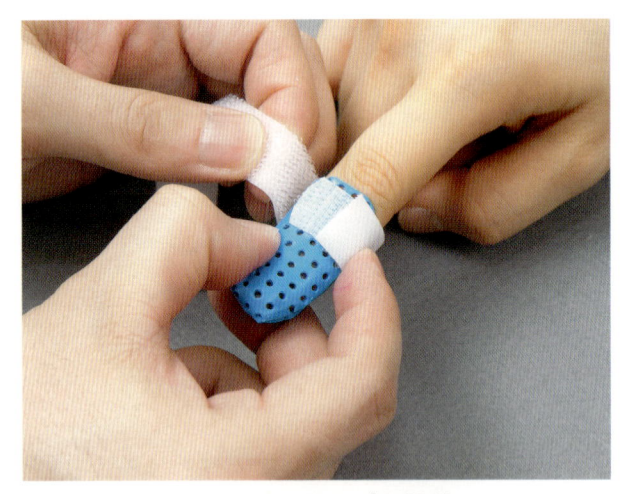

図8　ストラップの装着

【最終確認】

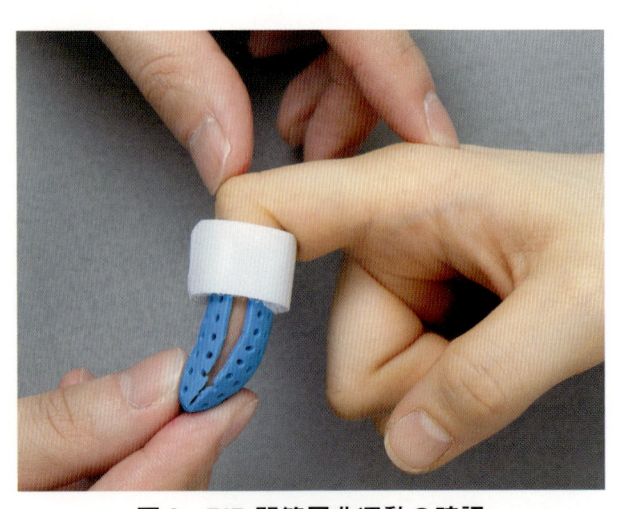

図9　PIP関節屈曲運動の確認

Step4 臨床編 よく処方されるスプリント作製の実際

2. スワンネック変形用スプリント

スプリント名：PIP 関節過伸展ブロック用リングスプリント
使 用 目 的：PIP 関節の過伸展防止
使 用 材 料：1.6 mm アクアプラスト

【完成図】

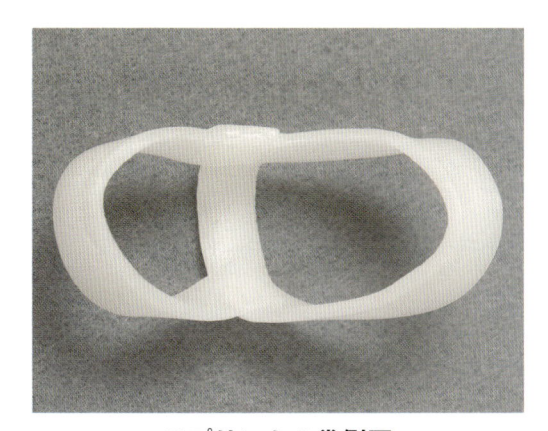

スプリントの掌側面

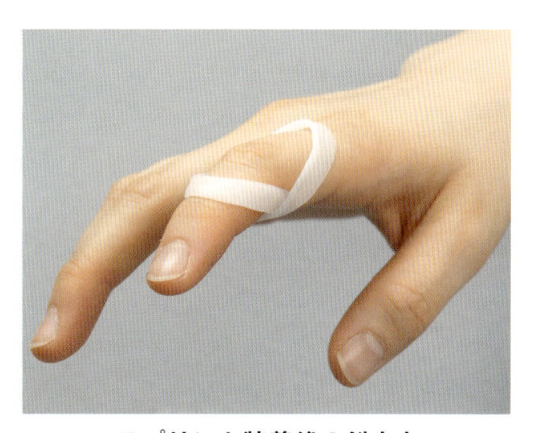

スプリント装着後の斜方向

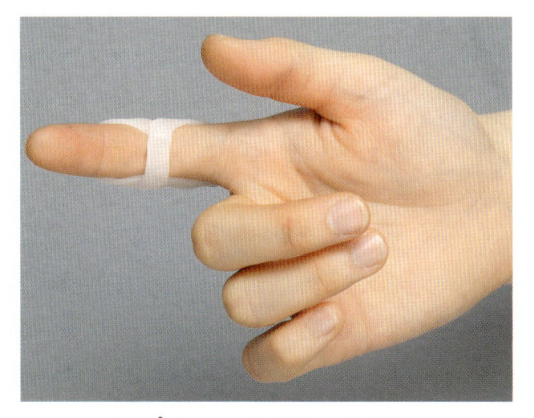

スプリント装着後の掌側面

作製手順

【採型】
- 1.6 mm アクアプラスト（以下，スプリント材）を 7〜8 mm×20 cm 程度に切り取る（図1）.

【モールディング】
- 切り取ったスプリント材をお湯に入れ，軟化させる．
- モールディングは PIP 関節を軽度屈曲位に保持しながら行う．
- スプリント材を PIP 関節橈側から中節部背側，PIP 関節尺側，基節部背側の順に回し，PIP 関節橈側に戻して素材を仮留めし，楕円形状にする（図2, 3）．さらに掌側を通し，PIP 関節尺側部で仮留めし（図4），余った材料を切り取る（図5）．なお，材料の硬化を防ぐために手早く行う必要がある．
- PIP 関節を屈曲位に保持しながら中節部背側と基節部背側の材料を，それぞれ DIP 関節・MP 関節にかからない程度に遠位と近位方向へ引き伸ばす（図6）．

【ヒーティング】
- 仮留めした 2 カ所をヒートガンで熱し接着させる．

【スムージング】
- エッジ部をお湯につけ，やや軟化させた後にスムージングを行う．

【最終確認】
- PIP 関節の過伸展変形が，軽度屈曲位に保持されているか確認する．
- PIP 関節の屈曲を妨げていないか確認する（図7）．

> **ポイント**
> - PIP 関節の過伸展変形が強い場合は，PIP 関節を過度に屈曲させた肢位でモールディングを行う．
> - 内在筋の緊張が強く，PIP 関節の伸展力が強力な場合はスプリント材の幅を厚くする，もしくは 2.4 mm の厚さのスプリント材を用いて対応する．

【採　型】

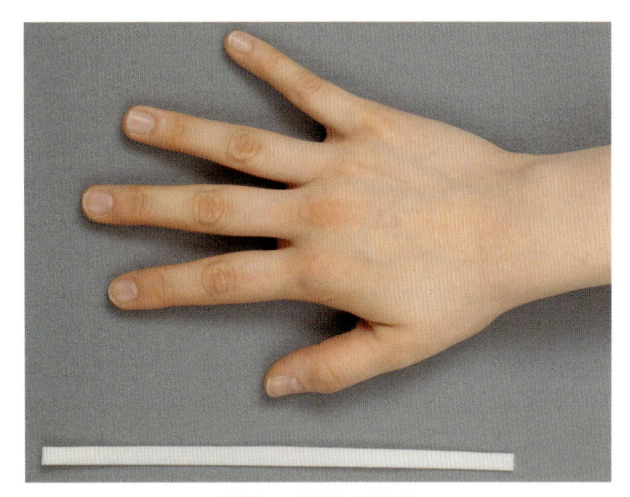

図1　材料の準備

【モールディング】

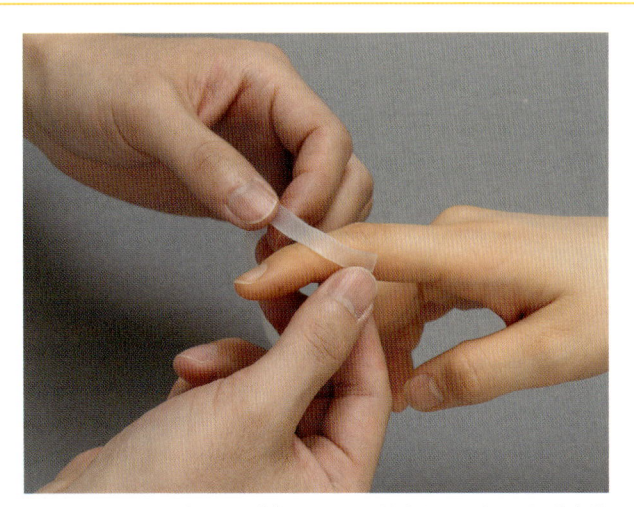

図2　モールディング（PIP関節橈側から中節部背側）

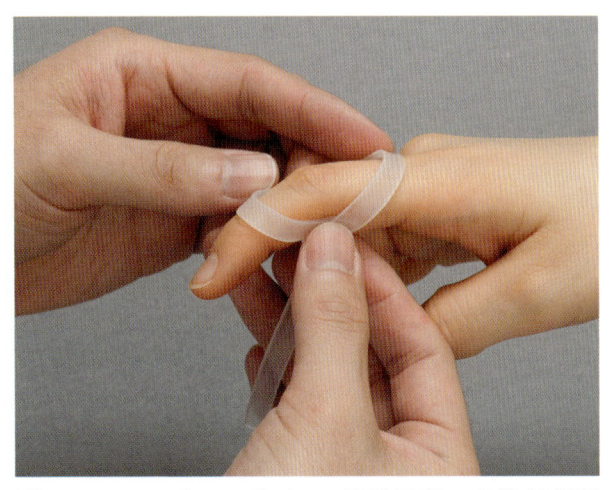

図3　モールディング（PIP関節尺側，基節部背側を回しPIP関節橈側部での仮留め）

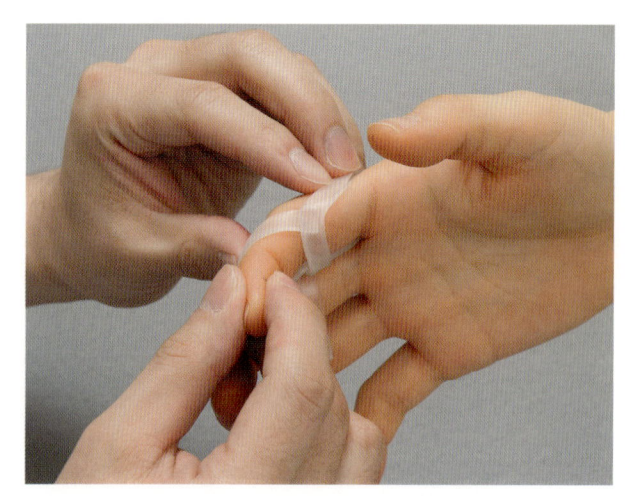

図4　モールディング（掌側部）

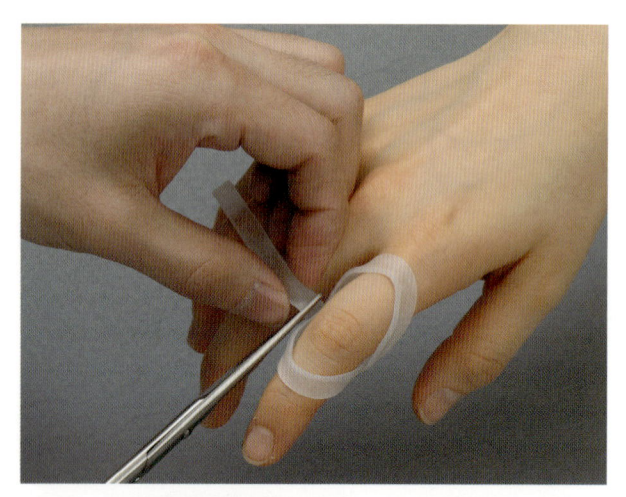

図5　PIP関節尺側部での余った材料の切り取り

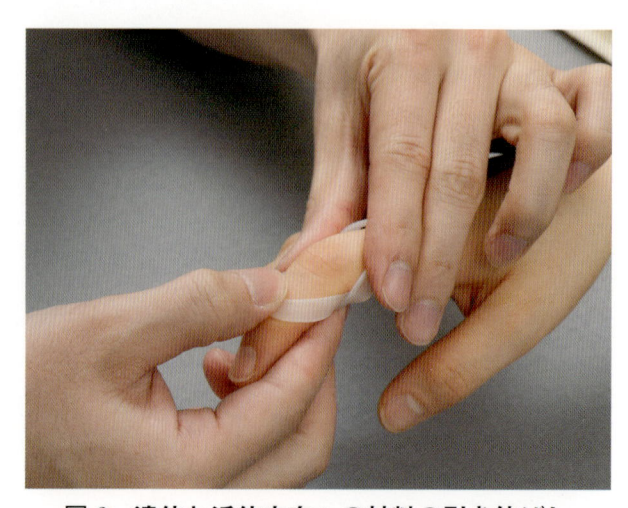

図6　遠位と近位方向への材料の引き伸ばし

臨床編 Step4　よく処方されるスプリント作製の実際

【最終確認】

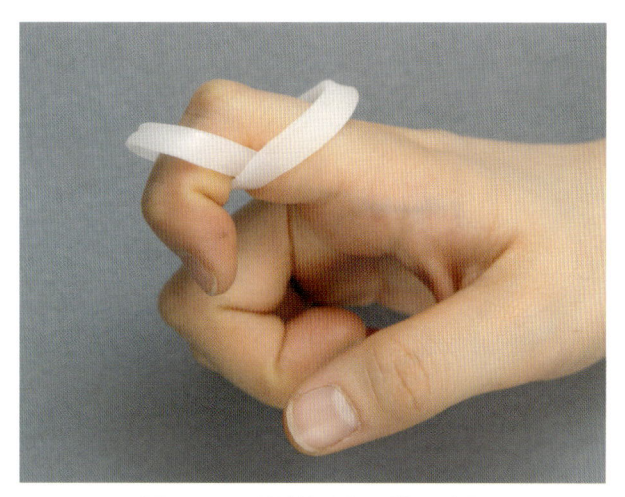

図7　PIP関節屈曲運動の確認

Step4 臨床編　よく処方されるスプリント作製の実際

3. ボタン穴変形用スプリント

スプリント名：PIP 関節屈曲ブロック用リングスプリント
使 用 目 的：PIP 関節の伸展位保持
使 用 材 料：1.6 mm アクアプラスト

【完成図】

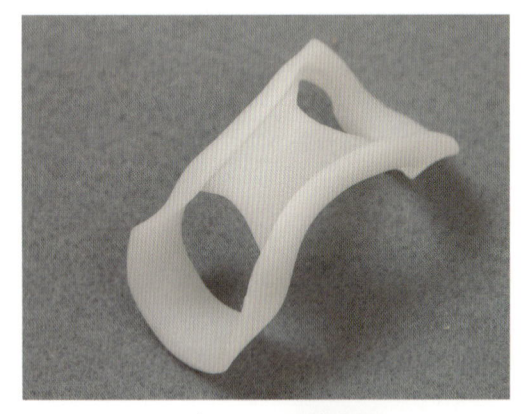

スプリントの斜方向

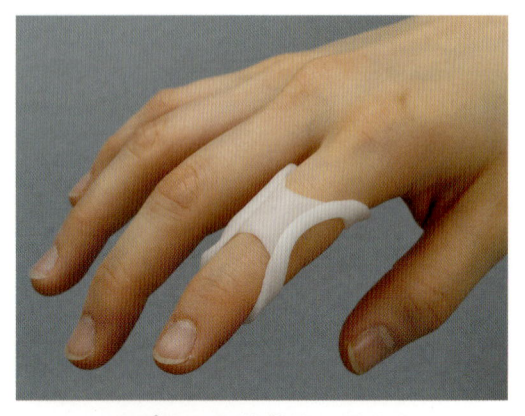

スプリント装着後の斜方向

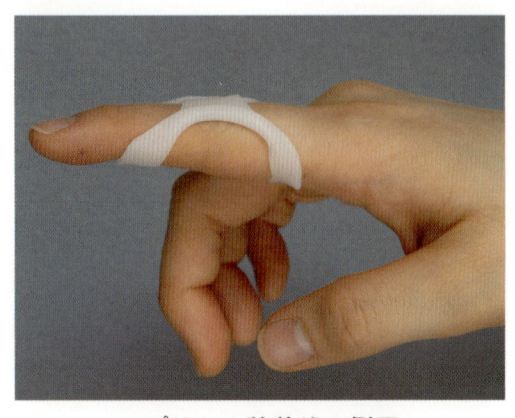

スプリント装着後の側面

作製手順

【準備】
- 5 cm×2.5 cm 程度の長方形の 1.6 mm アクアプラスト（以下，スプリント材）を用意し，角をハサミで丸く切り取る．
- 革細工用ポンチを使用して，直径 1 cm の穴を 2 カ所開ける．穴の間隔は 1.5～2.0 cm 程度空ける（図 1）．

【モールディング】
- 切り取ったスプリント材をお湯に入れ軟化させる．
- 2 つの穴に指をくぐらせる（図 2, 3）．
- PIP 関節を最大伸展位でモールディングし，基節部と中節部掌側の材料がそれぞれ MP 関節と DIP 関節にかからない範囲で近位と遠位方向へ伸ばす．
- 側方の材料を背側へ折り返す（図 4）．

【トリミング】
- 掌側から側方部分を 7～8 mm 程度の均一の幅となるようハサミで切り取る（図 5）．

【スムージング】
- エッジ部をお湯につけ，やや軟化させた後にスムージングを行う．

【最終確認】
- DIP 関節と MP 関節の屈曲を妨げていないか確認する．

ポイント
- スプリントはスムーズに脱着が可能か確認する．困難な場合は，背側部または掌側部のパーツを軟化させ広げて調整し，指を通す空間を拡大させる．
- 関節リウマチに対するボタン穴変形用スプリントは，本スプリントのほかに動的 PIP 伸展補助スプリント（Capener splint）などがある．外傷性ボタン穴変形には安全ピンスプリントが適している．

【準　備】

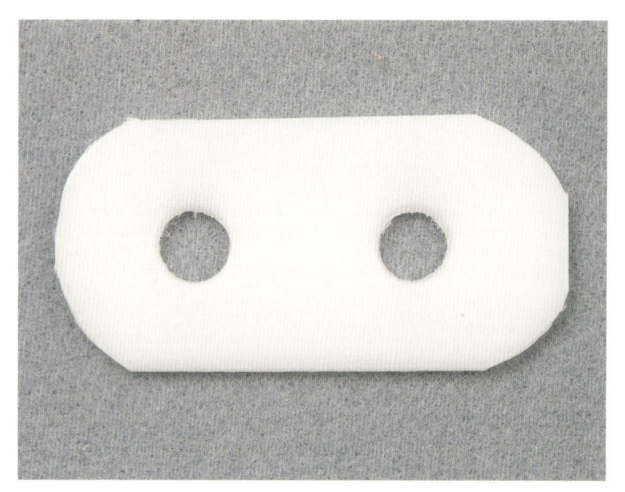

図1　スプリント材の準備

【モールディング】

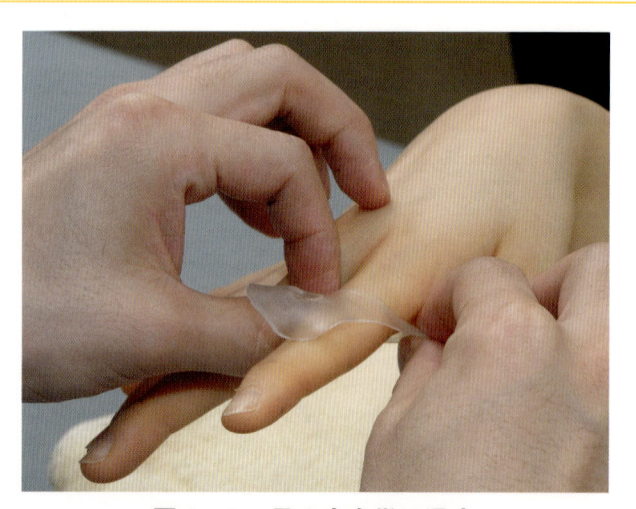

図2　1つ目の穴を指に通す

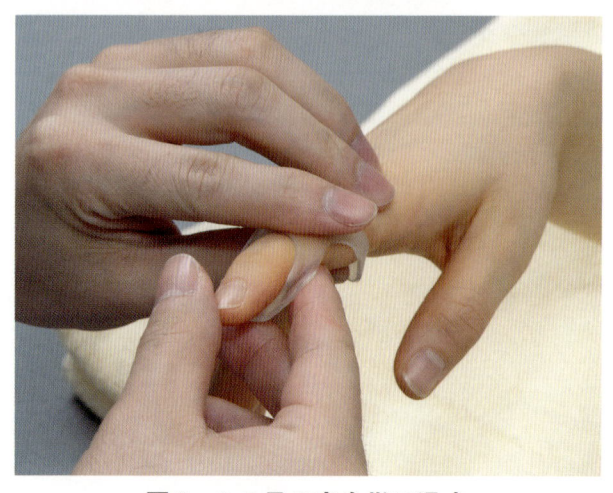

図3　2つ目の穴を指に通す

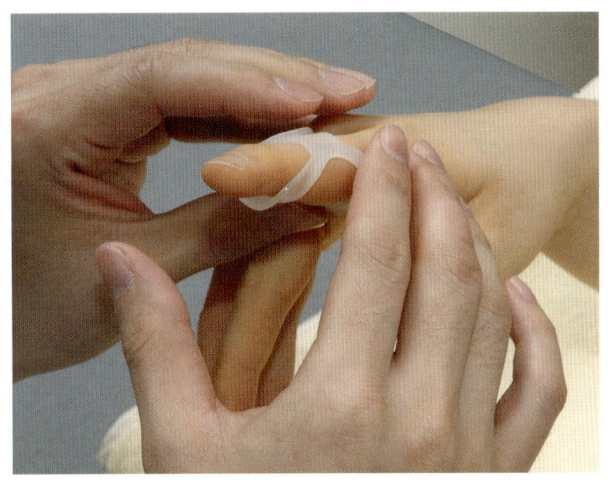

図4　側方の材料を背側へ折り返す

【トリミング】

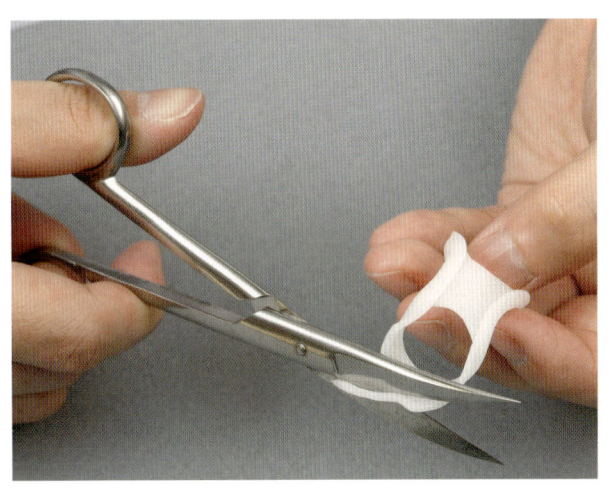

図5　7～8 mm 程度の均一の幅にトリミングする

Step4 臨床編 よく処方されるスプリント作製の実際

4. TFCC損傷用アルナーガタースプリント

スプリント名： アルナーガタースプリント（ulnar gutter splint）
使 用 目 的： 手関節軽度伸展位固定，前腕回旋制限
使 用 材 料： 3.2 mm アクアプラスト，直径 22 mm ベルクロフックコイン（粘着テープ付），直径 35 mm ベルクロフックコイン（粘着テープ付），幅 25 mm ソフトストラップ，幅 50 mm ソフトストラップなど

【完成図】

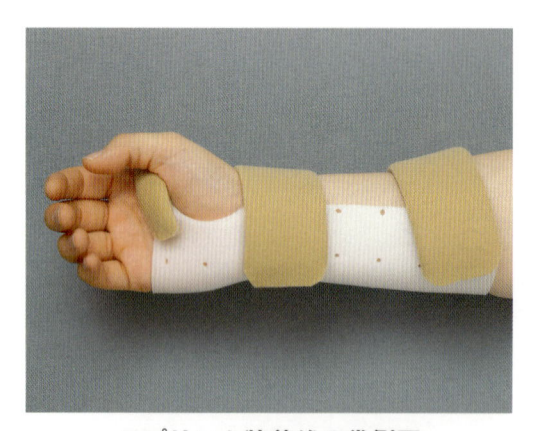

スプリント装着後の掌側面

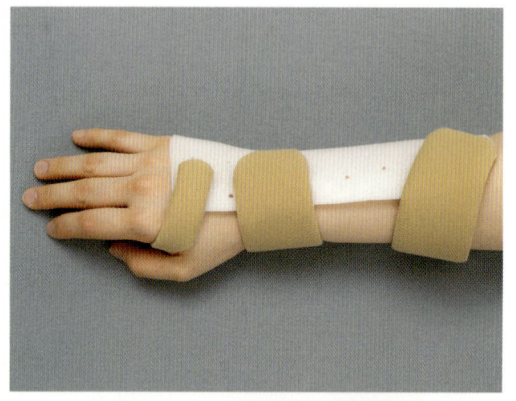

スプリント装着後の背側面

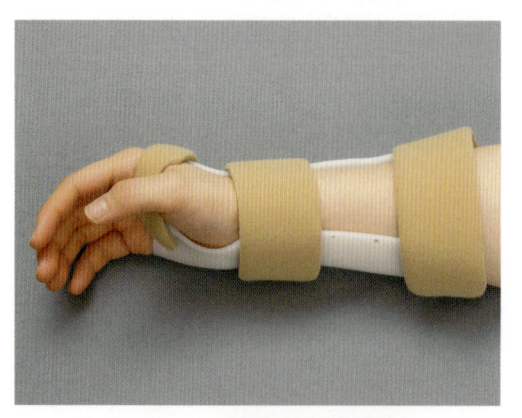

スプリント装着後の橈側面

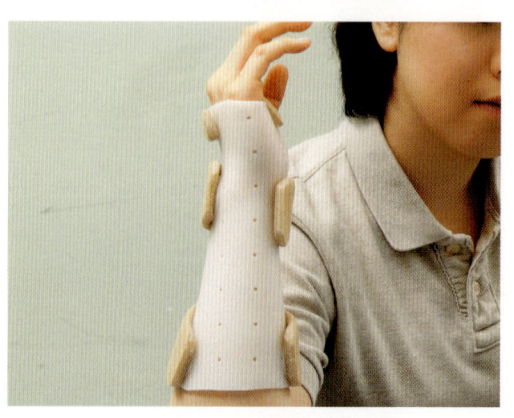

スプリント装着後の尺側面

作製手順

【採型】
- 3.2 mm のアクアプラスト（以下，スプリント材）に前腕から手を置き，縦幅は近位手掌皮線から前腕 2/3 の長さ，横幅は前腕最大横径の長さの部位に水性ペンで印を付ける（図1）．
- 横幅を 1.8～2 倍にした長方形を作図し，線に沿ってハサミまたはカッターで切り取る（図2）．

【モールディング】
- 切り取ったスプリント材をお湯に入れ，軟化させる．
- モールディング時は手関節 20～30°伸展位，前腕中間位，肘関節屈曲位の肢位をとらせる．
- 尺側より軟化させたスプリント材を当て，第1指間腔，手関節橈側，前腕橈側の順にやや引っ張りながらつまんで仮留めする（図3）．
- 手関節 20～30°伸展位を保ち，遠位横アーチを保持しながら手部のモールディングを行う（図4）．

【トリミング】
- トリミングする部位に水性ペンで線を引く．
- 掌側は母指 CM 関節の動きを確保できるよう母指球皮線に沿い，前腕は中央部よりやや橈側に線を引く（図5）．
- 背側は前腕中央より橈側に線を引く（図6）．
- MP 関節の屈曲運動を制限しないよう，近位手掌皮線と遠位手掌皮線を結んだ線よりやや近位に線を引く（図7）．
- 半硬化の状態（材料が透明から半透明に変化したところ）でハサミを使用し，線を引いた部分を切り取る．

【スムージング】
- エッジから 3 mm 程度の深さまでお湯につけ，やや軟化した後にセラピストの指や手掌を用いてエッジ全体に丸みを付ける．
- 患者の皮膚が当たる内面から外面に向け擦り当てて行う．

【ストラッピング】
- 手部は直径 22 mm，手関節部と前腕近位部には直径 35 mm ベルクロフックコインを掌側背側に各1個，計6個をヒートガンでスプリントを熱した後に貼り付ける（図8）．
- 手部は幅 25 mm，手関節部と前腕部は幅 50 mm のソフトストラップを装着する．
- ストラップの角を丸く切り取る．
- 手部のストラップの母指が当たる部位を，弧状に切り取る（図9）．

【最終確認】
- MP関節の屈曲運動を妨げていないかを確認する（図10）.

ポイント

- ベルクロフックコインの貼り付けは，ヒートガンでスプリントの表面を熱した後に行うとはがれにくくなる．
- アクアプラストは完全に硬化する際にやや縮む傾向にある．フィッティングさせた時に，患者が締め付けられ感などを訴える場合は，完全に硬化した後に徒手的に広げるとよい．
- スプリントの着脱はスプリントを広げるように行うとスムーズに可能である（図①）.
- ストラップをきつく締め付けると循環障害を招くため，きつく締め付けないよう指導する．

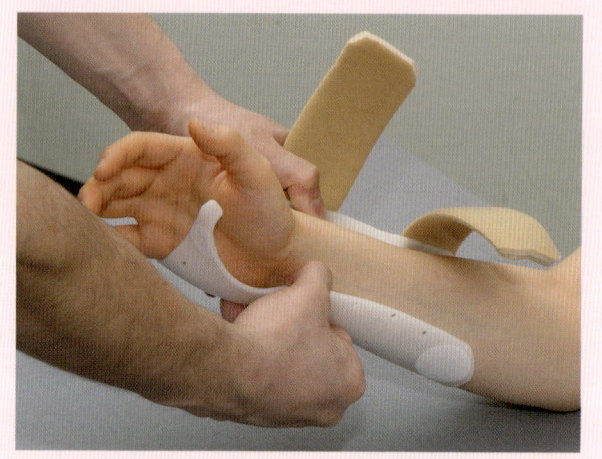

図①　スプリントの脱着方法

【採　型】

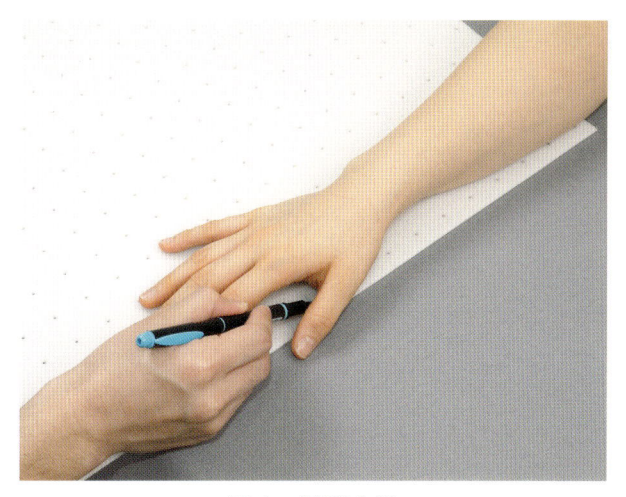

図1　採型方法

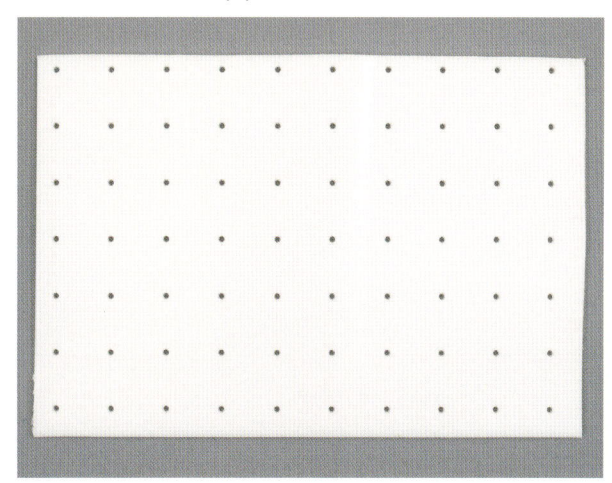

図2　カッティング後のスプリント材

【モールディング】

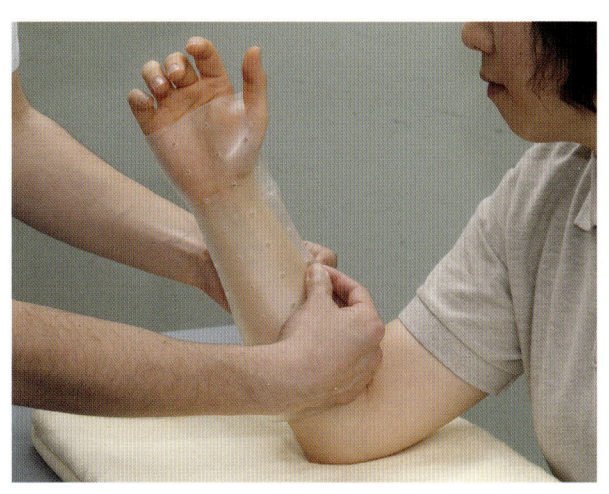

図3　橈側部をつまみながらのモールディング

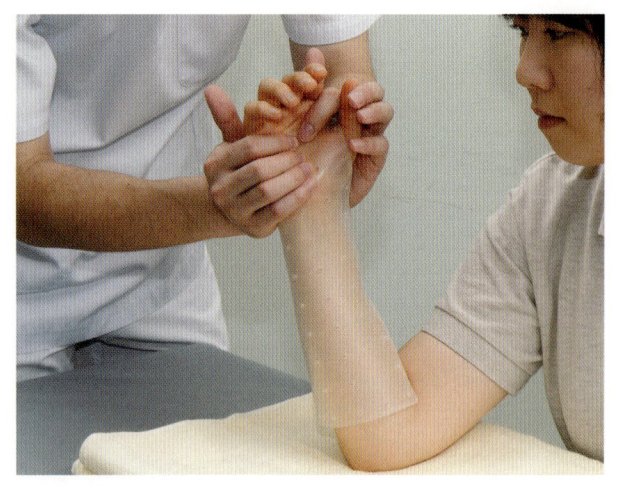

図4 遠位横アーチを意識しながらの手部のモールディング

【トリミング】

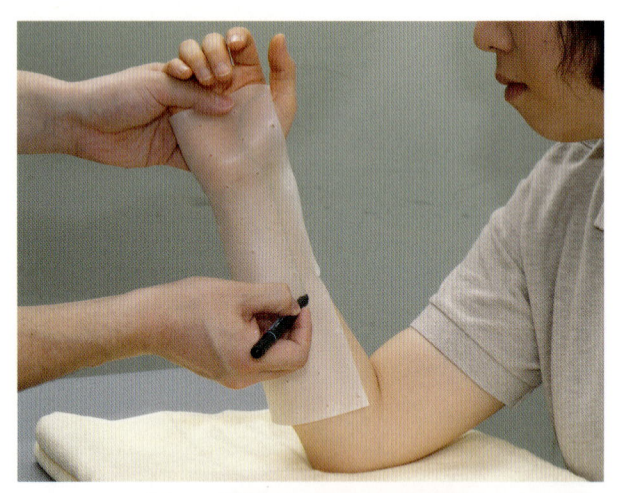

図5 掌側のトリミング部位

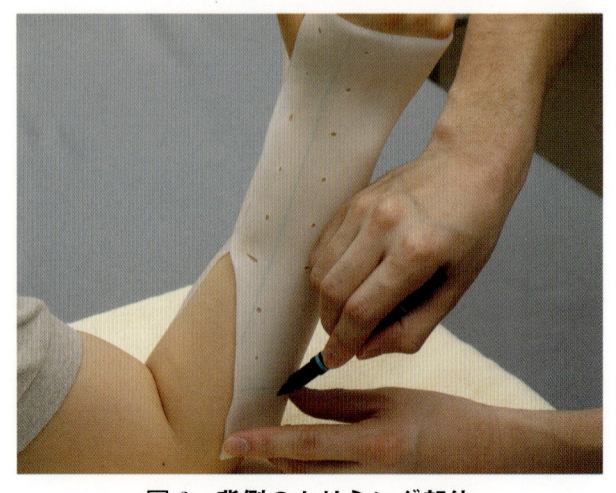

図6 背側のトリミング部位

臨床編 Step4　よく処方されるスプリント作製の実際

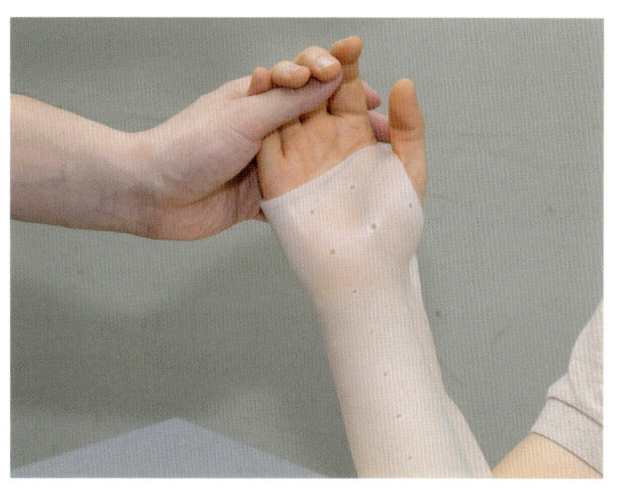

図7　手掌のトリミング部位

【ストラッピング】

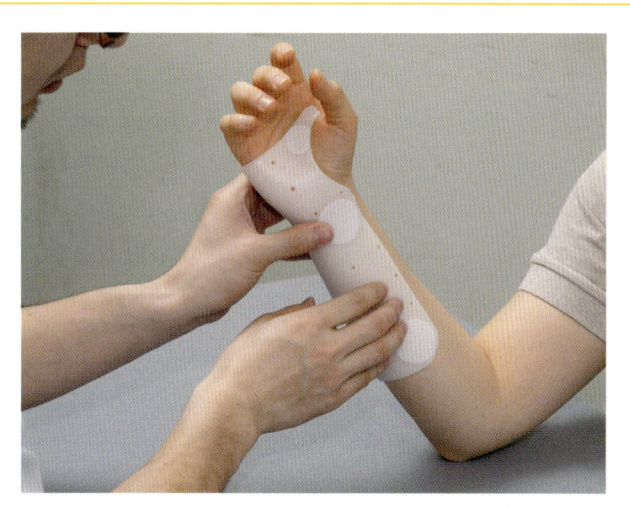

図8　ベルクロフックコインの貼り付け

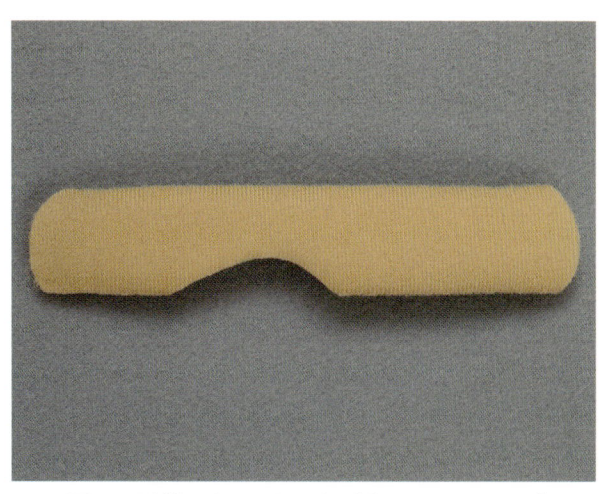

図9　弧状に切り取った手部のストラップ

【最終確認】

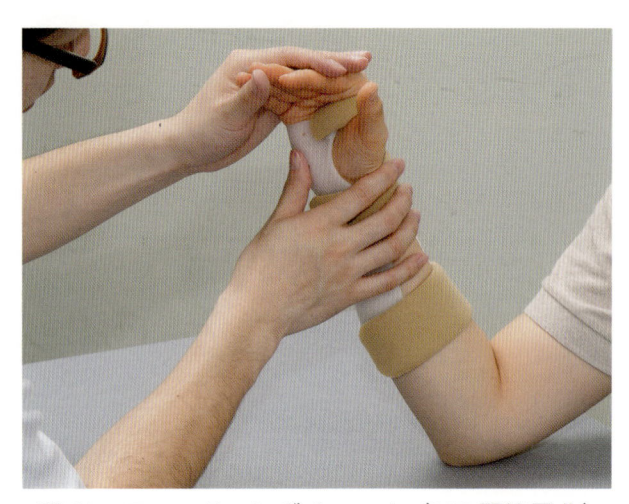

図 10　フィッティングチェック（MP 関節屈曲）

Step4 臨床編 よく処方されるスプリント作製の実際

5. 安全ピンスプリント

スプリント名：安全ピンスプリント（safety pin splint）
使 用 目 的：PIP関節伸展位保持・固定，PIP関節屈曲拘縮の矯正
使 用 材 料：1.6 mmアクアプラスト，ピアノ線，メスのベルクロ，直径22 mmベルクロフックコイン（粘着テープ付）など

【完成図】

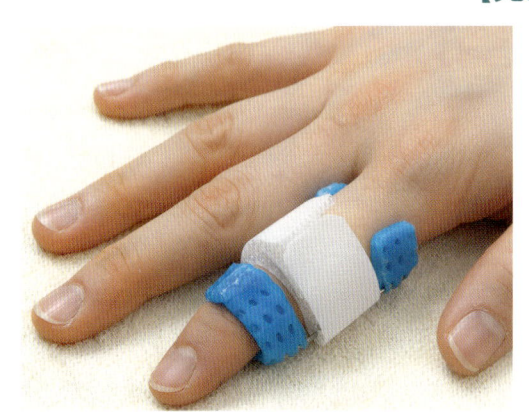

スプリント装着後の斜方向

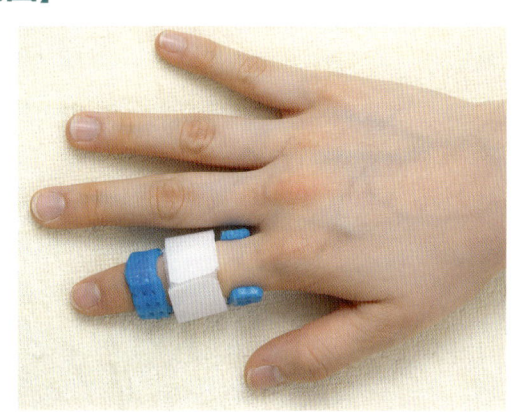

スプリント装着後の背側面

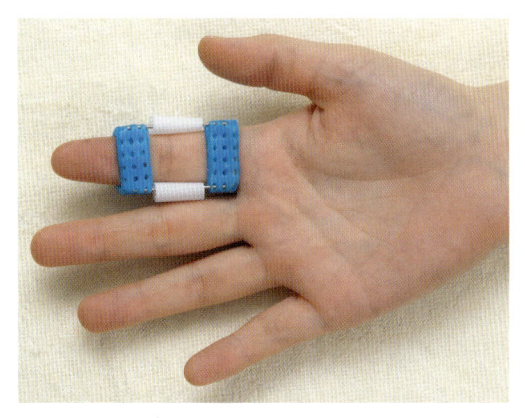

スプリント装着後の掌側面

作製手順

【準　備】
- ピアノ線を長さ20 cm程度にカットする．
- ペンチを用いてピアノ線を成形し，遠位指節間皮線と手掌指節皮線にかからず，指幅

- よりやや広めの長方形の枠を作製する（図1，2）．
- 2.5 cm×10 cm 程度の長方形に切り取った 1.6 mm アクアプラスト（以下，スプリント材）を2つ用意する（図3）．
- 切り取ったスプリント材をお湯に入れ，軟化させる．
- ピアノ線で作製した長方形の上下に，軟化したスプリント材を折り返して接着させる（図4，5）．
- 再度お湯につけ，軟化させる．

【モールディング】
- PIP 関節をまたいで，掌側より基節部近位と中節部遠位に材料を巻き付け，それぞれ背側で材料どうしを接着させる（図6，7）．
- 半硬化するまで PIP 関節を可能な限り伸展位に保持させる．
- 半硬化したら，指先方向へスライドさせながら取り外す．

【トリミング】
- ハサミを用いて遠位部は接着した部位の上部を，近位部は指の 1/2 程度の高さで切り取る（図8）．
- 角が丸くなるよう切り取る．

【ヒーティング】
- 遠位部の材料が接着した部位をヒートガンで熱し，表面の段差を解消させるのと同時に接着を確実なものにする（図9）．

【スムージング】
- エッジ部をお湯につけ，やや軟化させた後にスムージングを行う．

【ストラッピング】
- 幅 1.5 cm×長さ 20 cm 程度のメスのベルクロを用意する．
- 直径 22 mm ベルクロフックコイン2つを貼り合わせる（図10）．貼り合わせたベルクロフックコインの上下をメスのベルクロ幅に合わせ切り取る．
- スプリントを装着し，メスのベルクロを通す（図11）．
- 貼り合わせたベルクロフックコインをメスのベルクロの中央に貼り付ける（図12）．
- PIP 関節上でターンバックル状に装着する（図13〜15）．
- 余分なメスのベルクロを切り取る（図16）．

【最終確認】
- スプリントを装着し，DIP 関節および MP 関節の屈曲運動を妨げていないか確認する．

臨床編 Step4 よく処方されるスプリント作製の実際

ポイント

- モールディングはPIP関節の最大伸展位で行う．
- ストラップは必ずPIP関節の直上に位置させる（図①）．
- ターンバックル状のストラップを締め上げると，PIP関節を伸展させ，矯正力が強くなる．

注意点

- 装着時は，皮膚の色調変化やしびれの症状のセルフチェックを指導する．症状が生じた場合は，ベルクロの緊張を弱めに調整する．

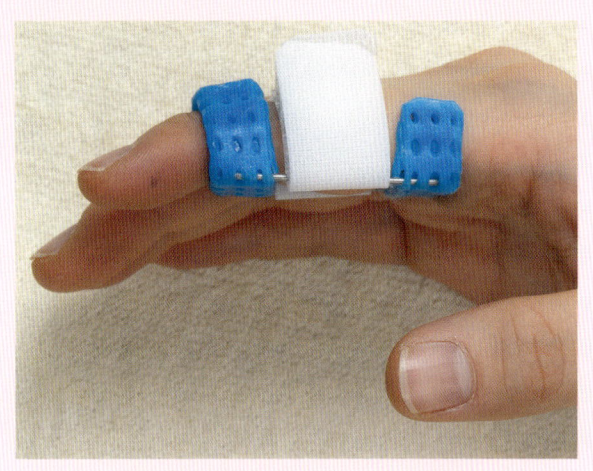

図①　ストラップの設置位置

【準 備】

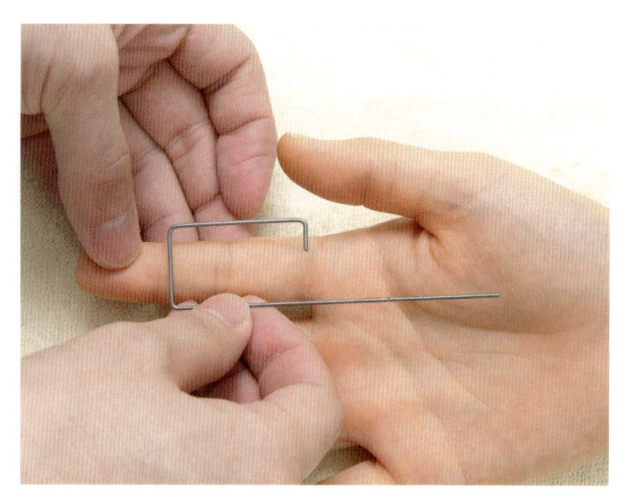

図1　ピアノ線での枠の作製①

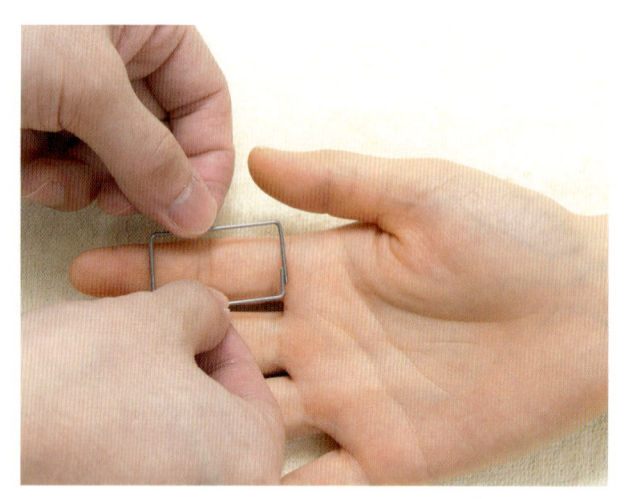

図2　ピアノ線での枠の作製②

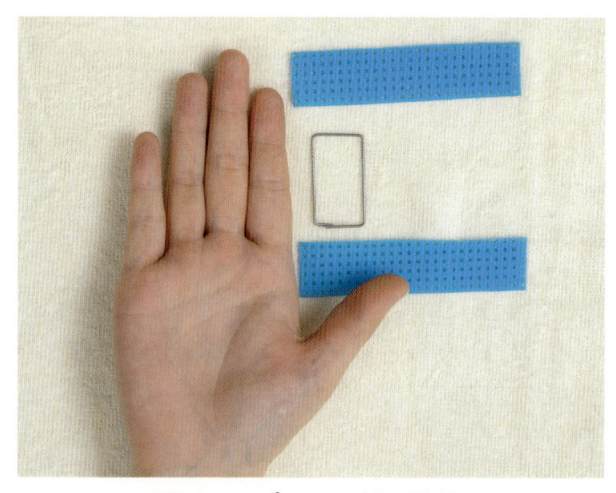

図3　スプリント材の準備

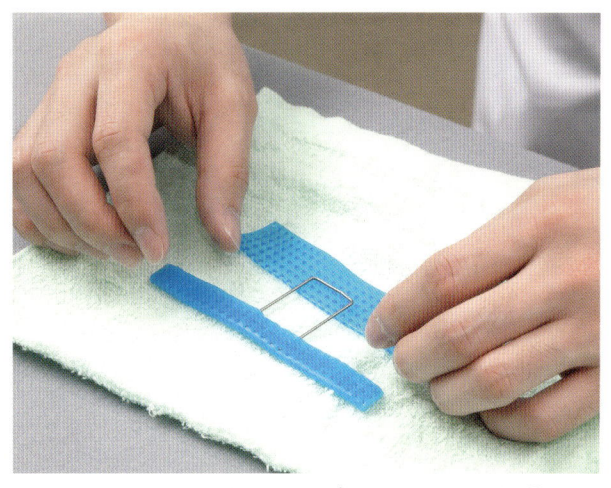

臨床編 Step4　よく処方されるスプリント作製の実際

図4　ピアノ線枠へスプリント材を接着①

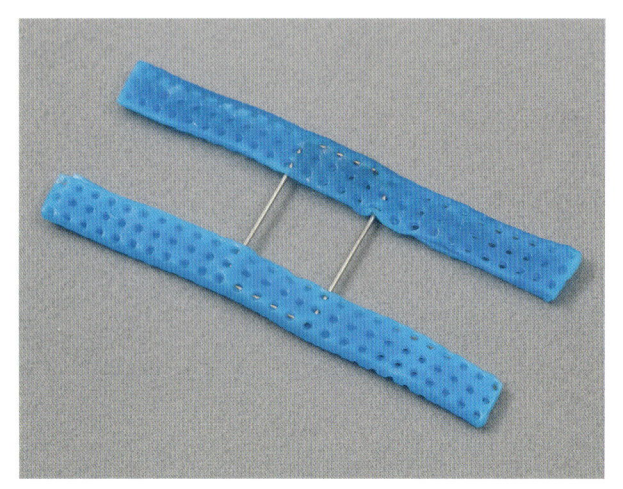

図5　ピアノ線枠へスプリント材を接着②

【モールディング】

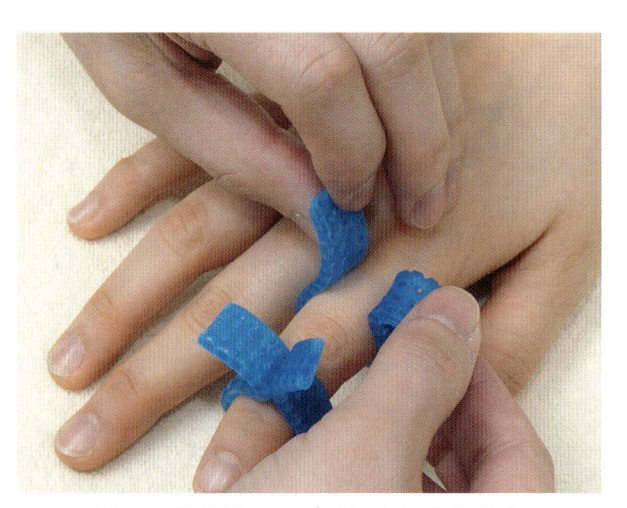

図6　指背側でスプリント材を接着①

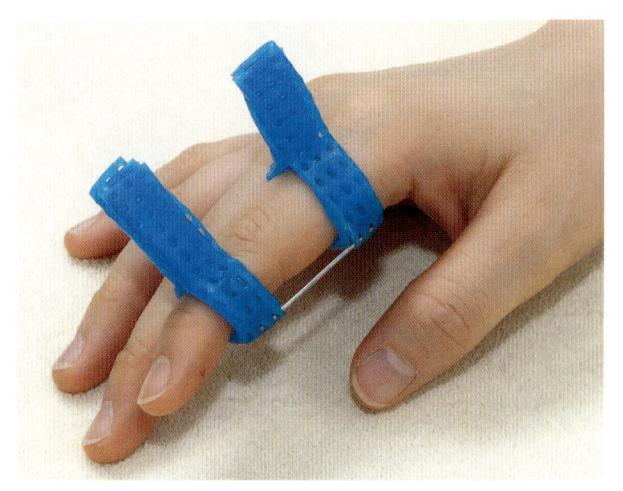

図7　指背側でスプリント材を接着②

【トリミング】

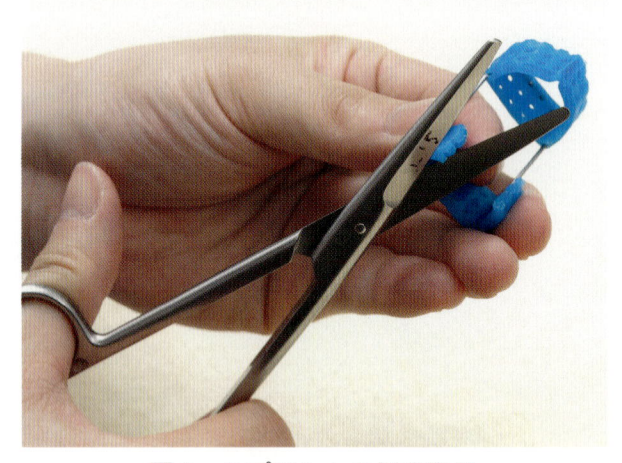

図8　スプリントの切り取り

【ヒーティング】

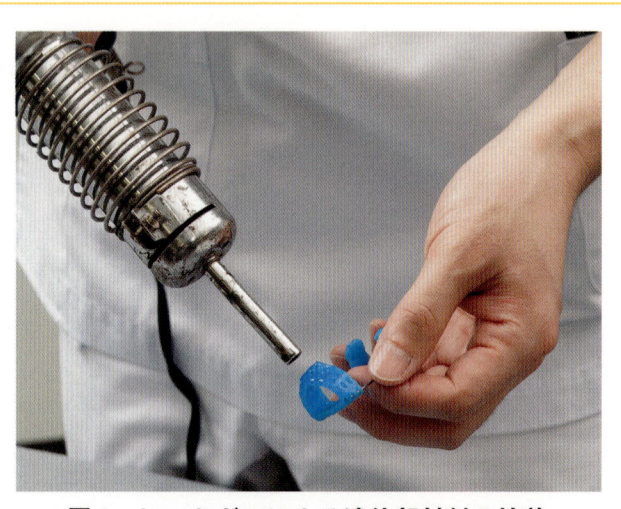

図9　ヒートガンによる遠位部材料の接着

【ストラッピング】

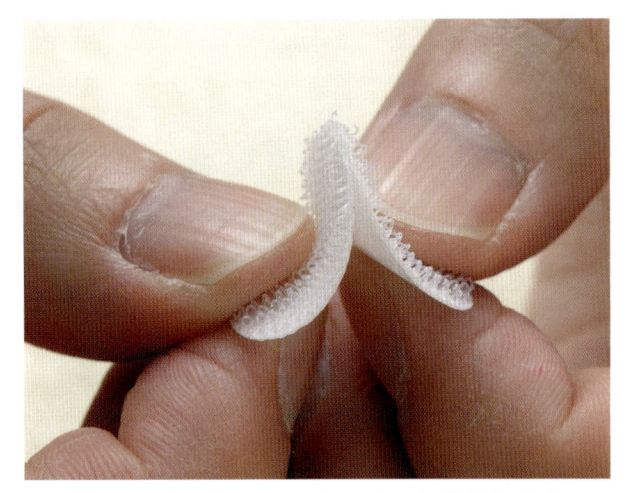

図10　ベルクロフックコインの貼り合わせ

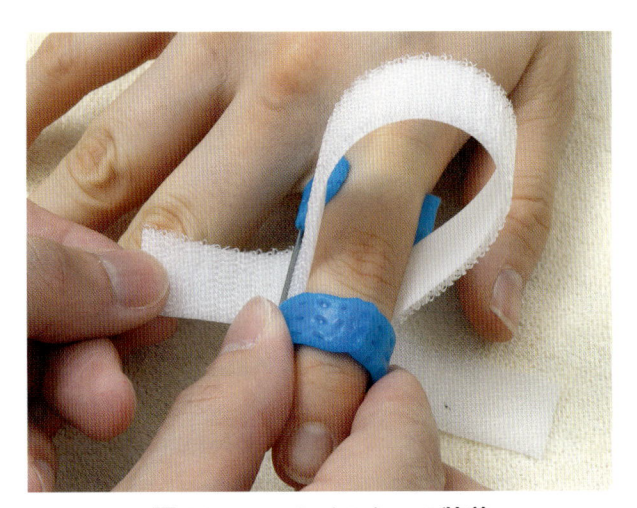

図11　メスのベルクロの装着

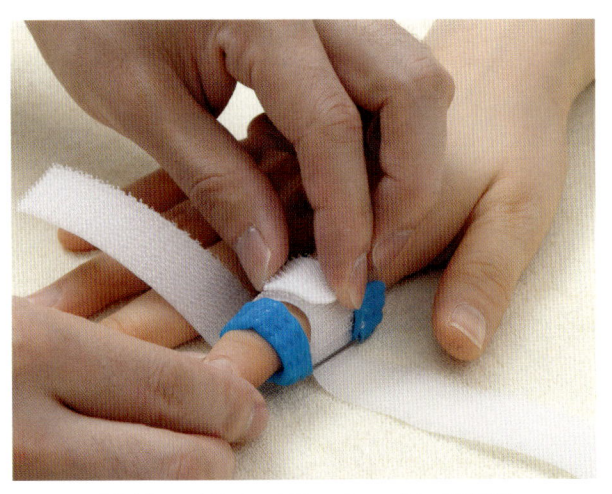

図12　ベルクロフックコインの設置

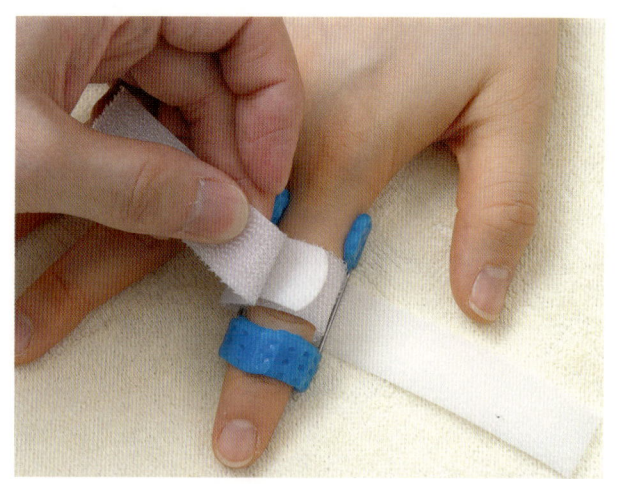

図13 ストラップ（メスのベルクロ）の装着方法①

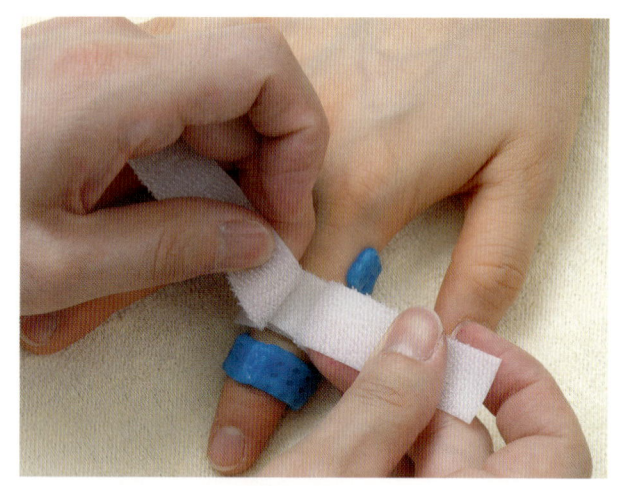

図14 ストラップ（メスのベルクロ）の装着方法②

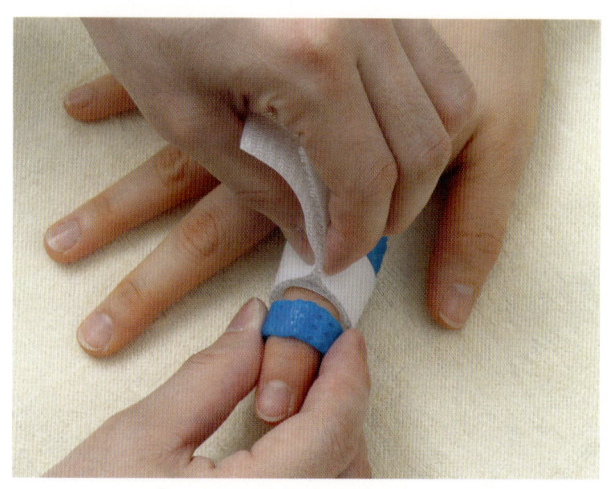

図15 ストラップ（メスのベルクロ）の装着方法③

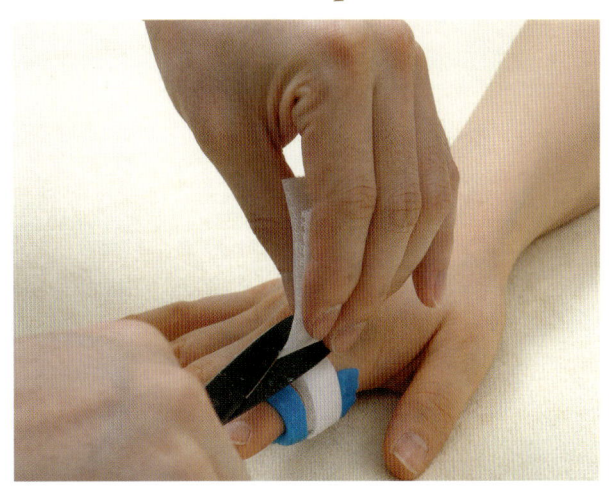

図16 余分なストラップ（メスのベルクロ）の切り取り

Step4 臨床編 よく処方されるスプリント作製の実際

6. ショート・サム・スパイカ・スプリント

スプリント名：ショート・サム・スパイカ・スプリント（short thumb spica splint）
使用目的：母指CM関節固定，母指対立位保持
使用材料：1.6 mmアクアプラスト，直径22 mmベルクロフックコイン（粘着テープ付），幅25 mmソフトストラップなど

【完成図】

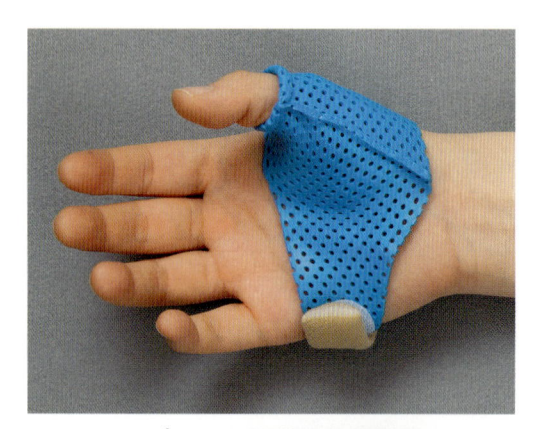

スプリント装着後の掌側面

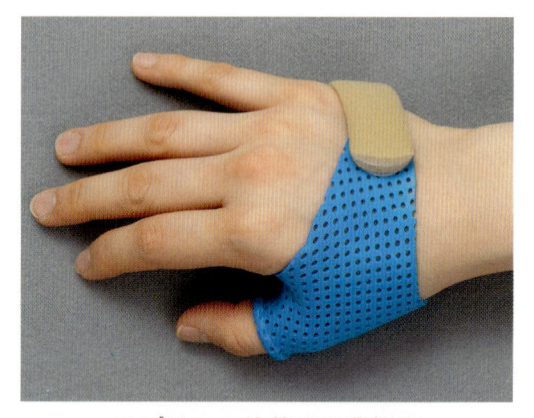

スプリント装着後の背側面

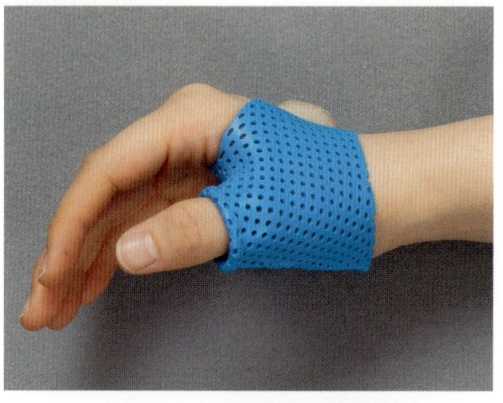

スプリント装着後の橈側面

作製手順

【採型】
- 紙の上に母指を外転位にして手掌面を置き,手形をトレースする(図1).
- 母指指節間皮線,遠位手掌皮線,手首皮線橈側にランドマークを付ける(図2).
- トレースした手形とランドマークをもとに型紙を作製する(図3).
- ハサミで型紙を切り抜く(図4).
- 型紙を患者の手に仮合わせする(図5,6).
- 型紙を1.6 mmアクアプラスト(以下,スプリント材)の上に置き,水性ペンを用いて型紙に合わせトレースする(図7).
- 線に沿ってハサミで切り抜く(図8).

【モールディング】
- 取り抜いたスプリント材をお湯に入れ,軟化させる.
- モールディング時は前腕中間位,母指掌側外転位・対立位の肢位をとらせる(図9).
- 第1指間腔より材料を当て,手部をモールディングした後に母指橈側の材料どうしをつまみ接着する(図10).
- 再度,手の遠位横アーチを意識しながら手部のモールディングを行う(図11).

【トリミング】
- 母指橈側の余分な材料を切り取り(図12),ヒートガンで熱した後に再度接着させる(図13).
- 母指IP関節部は,材料をお湯で軟化させた後に母指指節皮線にかからないよう折り返す(図14).
- 手指のMP関節および手関節の運動を妨げる場合はトリミングが必要となる.取り切る部位に水性ペンで線を引き,その部位をハサミで切り取る.

【スムージング】
- エッジ部をお湯に入れ,やや軟化させた後に全体のスムージングを行う.

【ストラッピング】
- スプリントの掌背側の尺側部をヒートガンで熱した後に直径22 mmベルクロフックコインを貼り付ける(図15).
- 幅25 mmソフトストラップを装着する.

【最終確認】
- 母指のIP関節の屈曲運動を妨げていないか確認する.

🔴 **ポイント**

- 第1指間腔に凹凸やたわみが生じないようモールディングする．
- スプリントを装着した状態で母指が示指と対立できるか確認する（図①）．対立できない場合は，モールディング時の母指の肢位が不適切であるため修正が必要である．

🔵 **注意点**

- 母指基節部のフィッティングが窮屈すぎると，IP関節部で引っ掛かりが生じ，スプリントの着脱が困難となる．そのような場合，母指基節部の部位をお湯で軟化させ，広げて修正する．

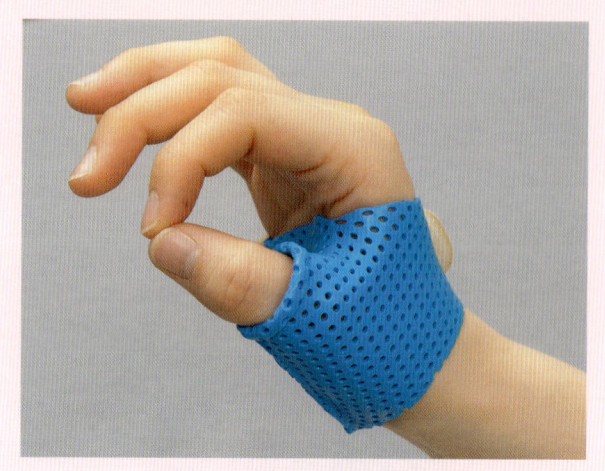

図①　母指対立肢位の確認

臨床編 Step4　よく処方されるスプリント作製の実際

【採型】

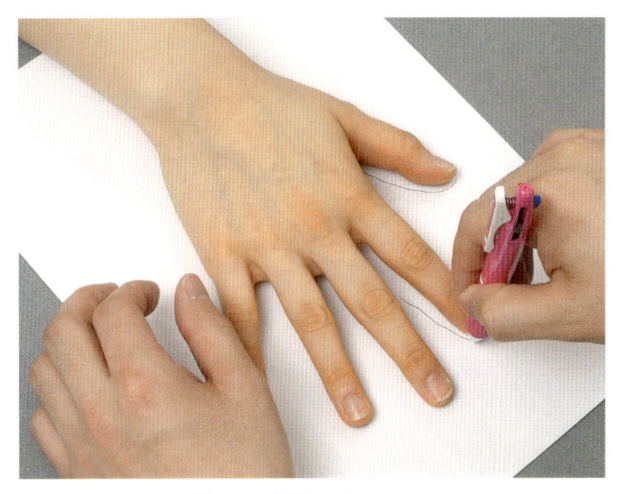

図1　手形のトレース

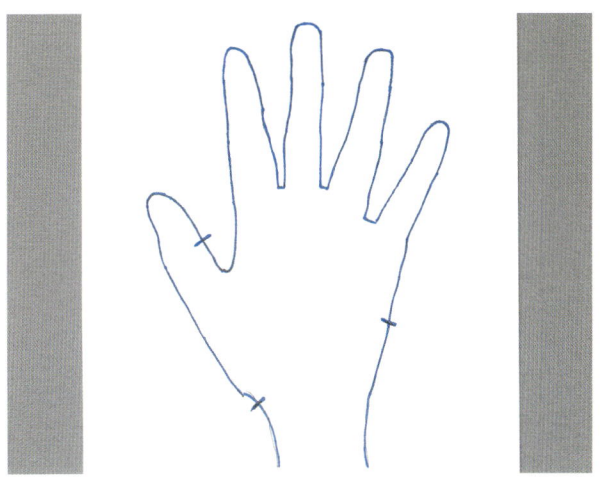

図2　ランドマークの位置

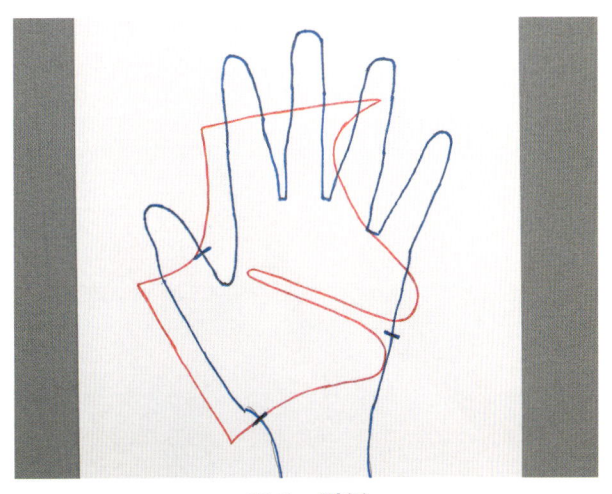

図3　型紙

87

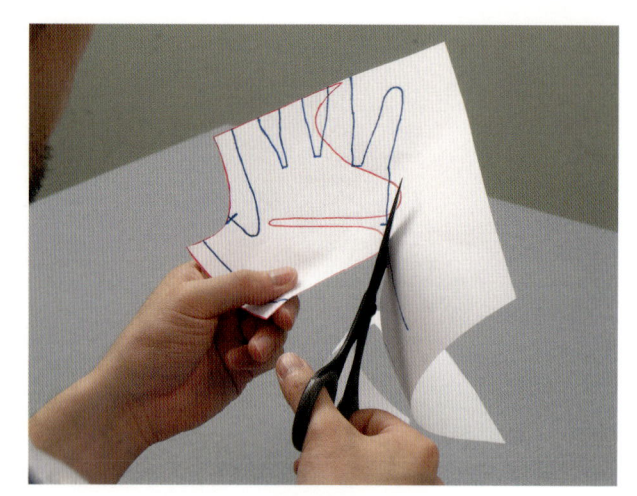

図4　型紙の切り抜き

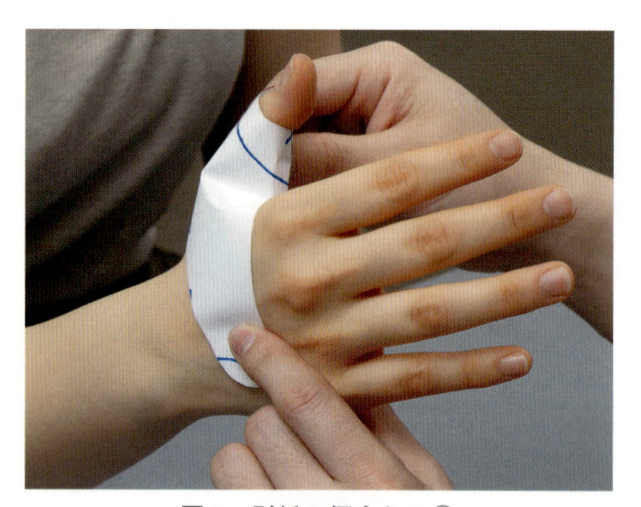

図5　型紙の仮合わせ①

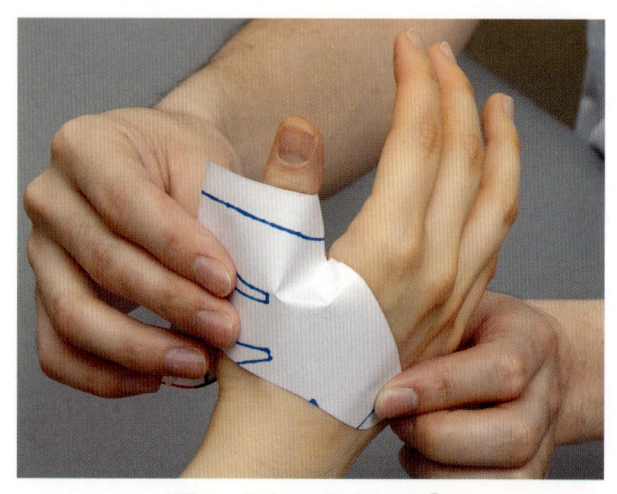

図6　型紙の仮合わせ②

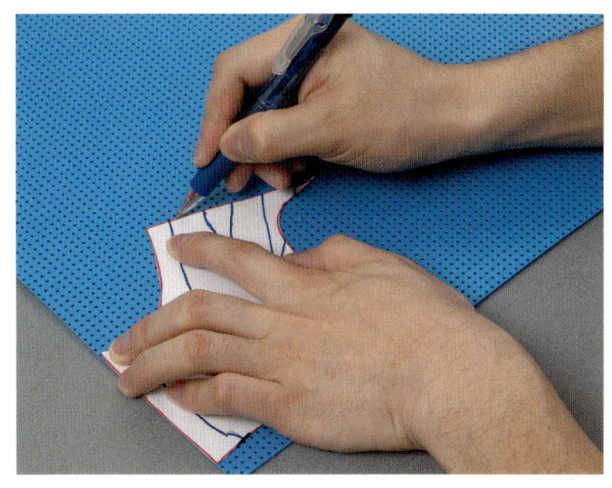

図7 スプリント材への型紙の写し

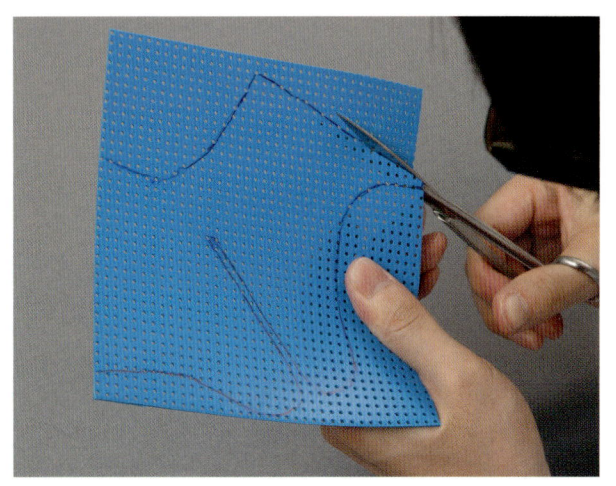

図8 スプリント材の切り抜き

【モールディング】

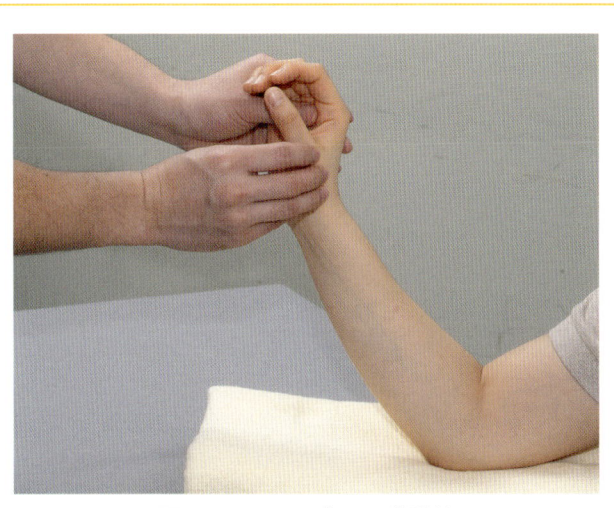

図9 モールディング肢位

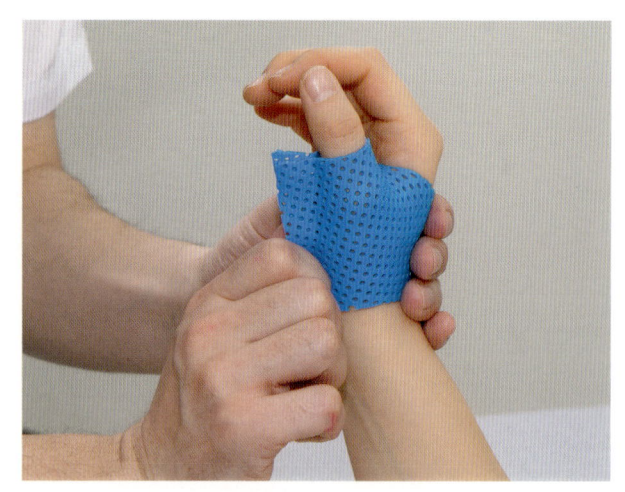

図10　母指橈側のモールディング

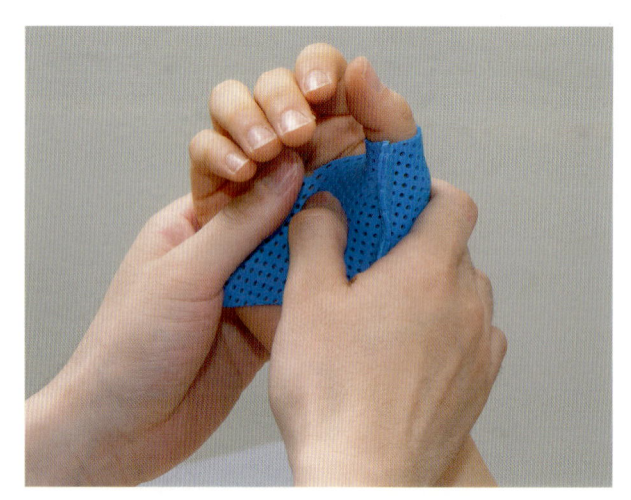

図11　手部のモールディング

【トリミング】

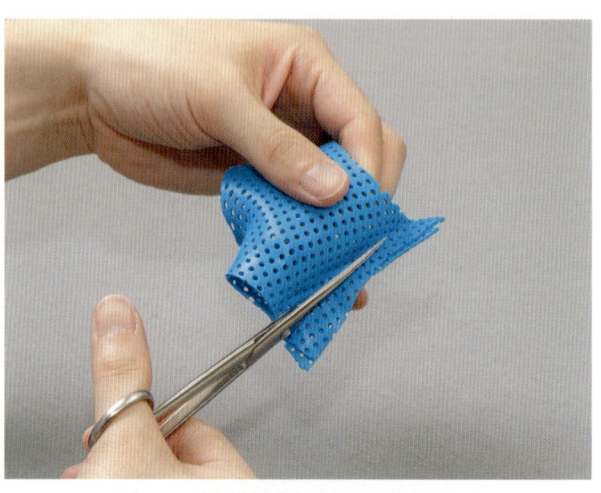

図12　母指橈側材料の切り取り

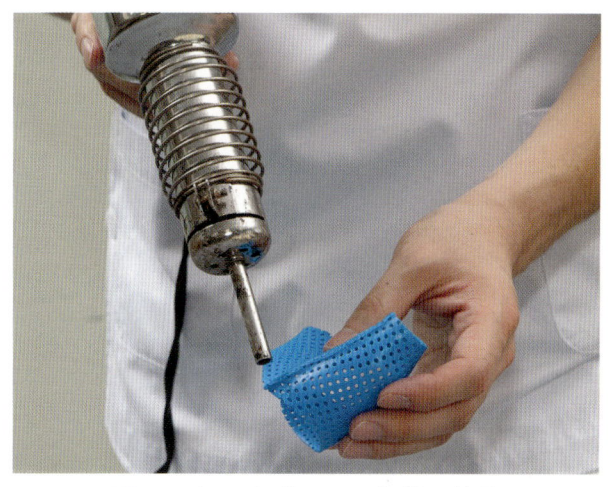

臨床編 Step4　よく処方されるスプリント作製の実際

図13　ヒートガンでの加熱・接着

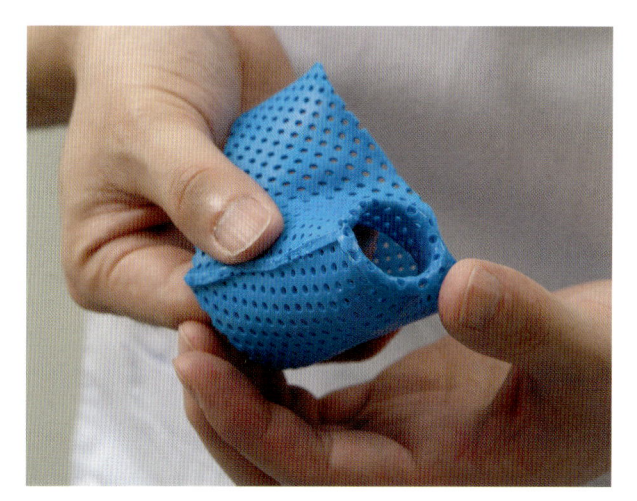

図14　母指IP関節部の折り返し

【ストラッピング】

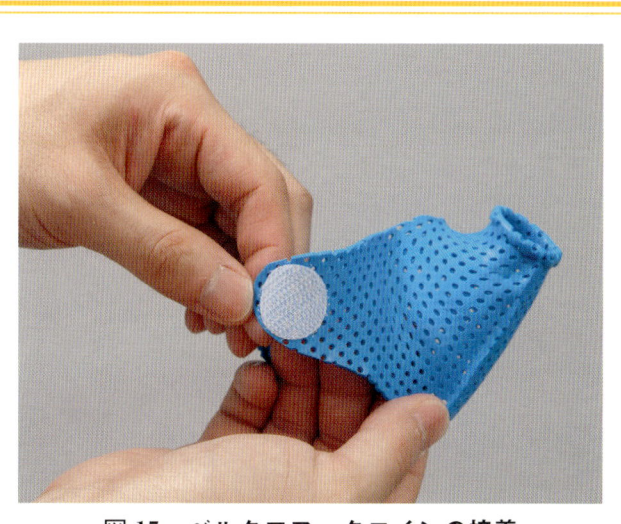

図15　ベルクロフックコインの接着

Step4 臨床編　よく処方されるスプリント作製の実際

7. 屈筋腱修復後の修正クライナートスプリント

スプリント名：修正クライナートスプリント
使　用　目　的：屈筋腱修復後の早期運動療法に用いるスプリント
使　用　材　料：3.2 mm アクアプラスト，直径 22 mm ベルクロフックコイン（粘着テープ付），直径 35 mm ベルクロフックコイン（粘着テープ付），幅 25 mm ソフトストラップ，幅 50 mm ソフトストラップ，ナイロンコード，輪ゴム，安全ピン（5〜6本），ゼムクリップ

【完成図】

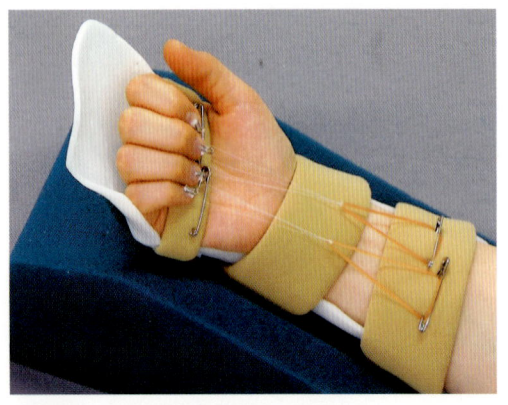

掌側面（MP関節皮線に爪先がつくことを確認）

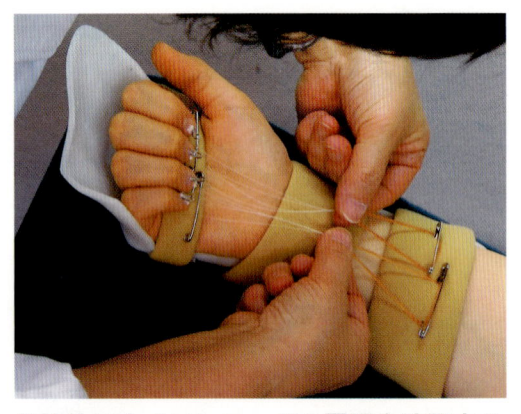

最終的にナイロンコードの緊張を確認する

作製手順

【採　型】
- 背側カックアップスプリントを作製する（背側・掌側カックアップスプリントを参照；図1）．
- 術後，掌屈位を厳密に保持しなければならないので，採型は反対側から行う．そのた

め修正クライナートスプリント法は，背側ブロッキングスプリント（DBS：dorsal blocking splint）とも呼ばれている．

【モールディング】
- モールディングの肢位は，肘関節を屈曲位にしてMP関節45〜60°屈曲位，手関節20〜30°掌屈位，前腕同内位で行う（図2）．これは縫合腱のテンションを減じる肢位である．
- 術後早期からの作製のためレストボードなどを利用し，患肢を安静に保持しておく必要がある．

【トリミング】
- 採型の肢位で行う．
- モールディング後，余分な部分を切り取る．
- ストラップを留める部位をマークする．

【スムージング】
- 圧迫する箇所は，特に前腕部・手背部である．

【ストラッピング】
- MP関節皮線部は直径22 mm，手関節部と前腕近位部には直径35 mmのベルクロフックコインを各1個，計6個を貼り付ける（図3）．
- 手部は幅25 mm，手関節部と前腕部は幅50 mmのソフトストラップを装着する（図4，5）．手掌部の橈側・尺側それぞれに滑車として安全ピンを留める．さらに，前腕部の橈側・尺側それぞれにも安全ピンをアンカーとして留める（図6）．
- 手掌部のストラップの母指が当たる部位は，弧状に切り取る．

【各指の牽引装置を作製する】
- 爪先にフック（ゼムクリップを丸め作製）をアロンアルフアで貼り付ける（1指損傷でも4指に設置することが好ましい；図7）．
- フックの先にナイロンコードを結び，手掌部の橈側・尺側それぞれに留めた安全ピンの中を通過させ（図8），手掌部手根管の入口あたりで輪ゴムにスイッチする．
- 前腕部に留めてある安全ピンに輪ゴムをかけて指を屈曲位に保持する（図9）．

【最終確認】
- 基本となる背側カックアップスプリントのMP関節屈曲角度，手関節屈曲角度が処方どおりにできているかを確認する．
- 輪ゴム牽引のテンション（張力）を確認する．指先がMP関節皮線にきているかを確認する．
- フックをつけた指先が白くなっている場合はテンションが強いので緩める．
- 各指先のナイロンコードと輪ゴムがスムーズに平行になっていることを確認する．
- 最後にセラピストが輪ゴムのテンションを指で確かめた後で，輪ゴムを緩めて指自動

伸展運動，輪ゴムの張力に従って指他動屈曲運動を行う．
- ホームエクササイズとして自宅でも行う運動なので数回方法を指導し，安全を確認する．外来でも十分に練習方法を確認する．
- ホームエクササイズとしての指運動頻度（回数/1日，回数/1回）は執刀医と確認しておく．

ポイント

- 指の牽引は全指牽引が望ましい(図①)．
- 牽引の力はMP関節皮線に指先がつく程度が望ましい．
- 手早く作製すること．
- 不必要な操作で腱の再断裂を招かないよう注意する．
- MP関節の屈曲運動を妨げていないか，スプリントを装着して確認する．

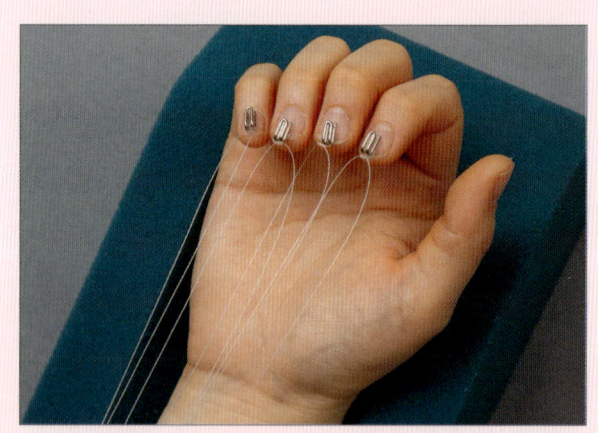

図① 4指・爪先のフックにナイロンコードを取り付ける

注意点

- 患者自身がホームエクササイズとして実施するので，理解するまで十分に指導する．
- 再断裂など指の動きに変化があった場合，直ちに連絡するよう指導する．

【採　型】

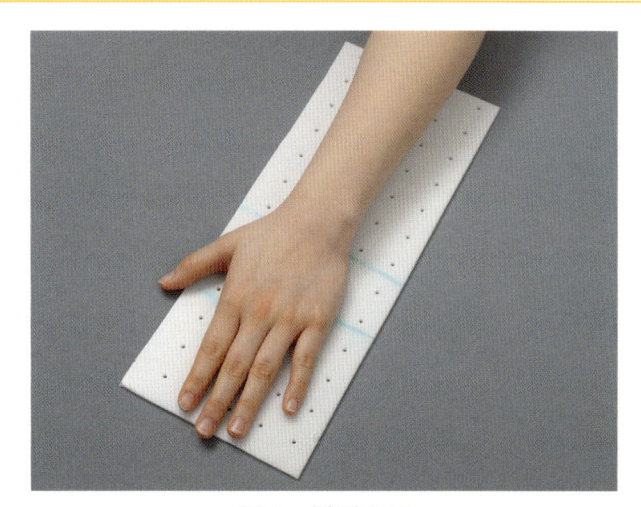

図1　採型方法

【モールディング】

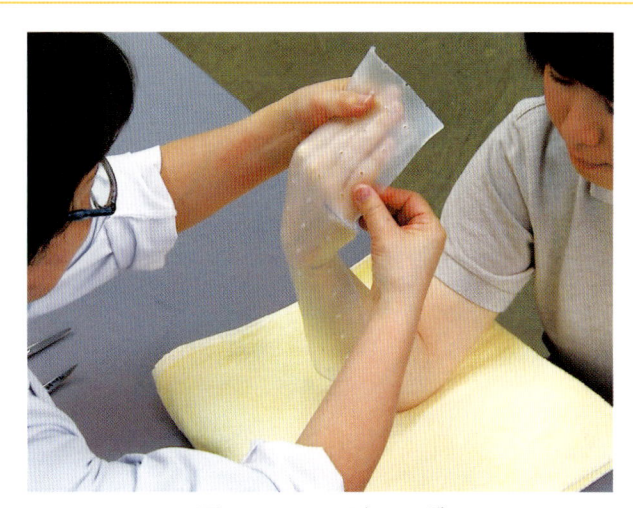

図2　モールディング

【ストラッピング】

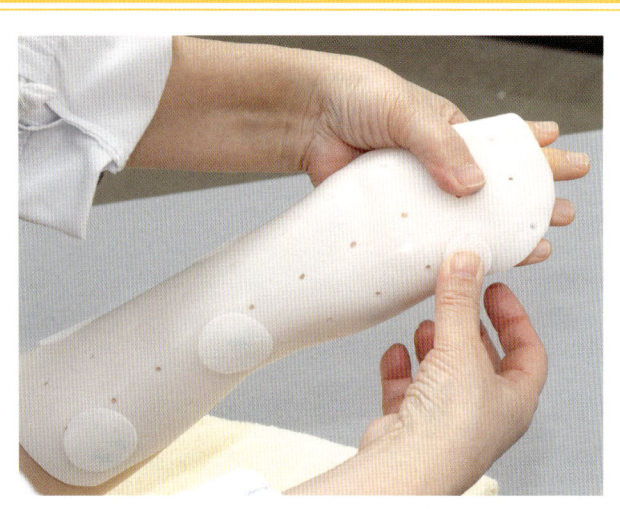

図3　ベルクロフックコインの貼り付け

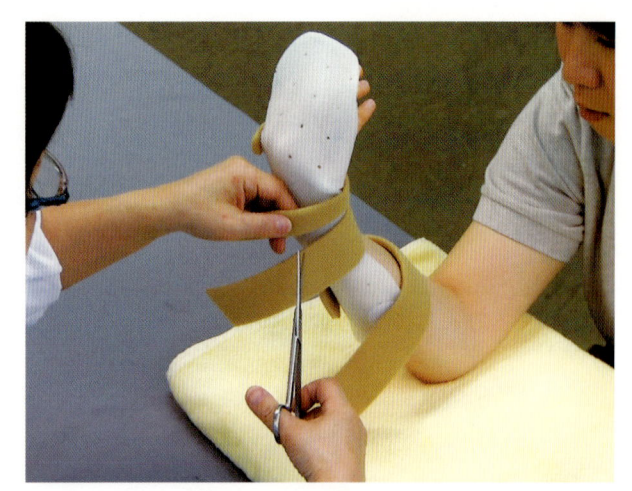

図4 ストラッピング

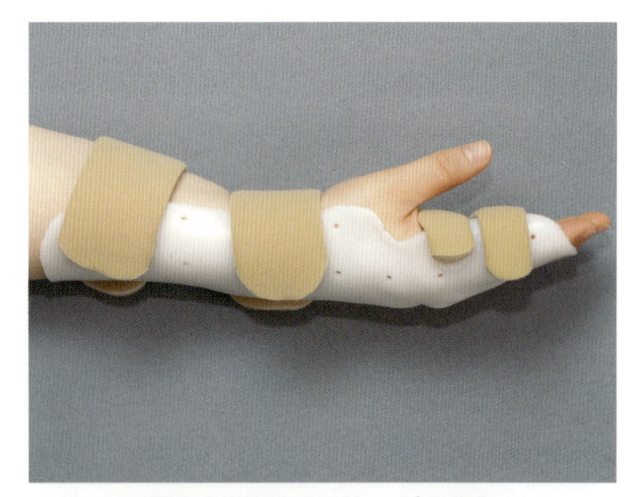

図5 ソフトストラップを装着

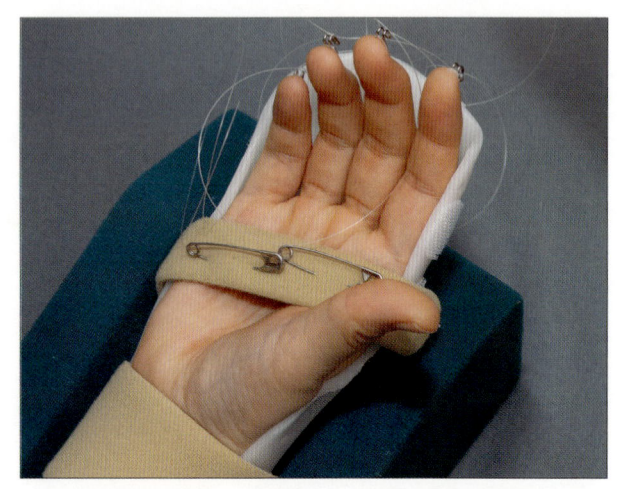

図6 滑車の設置〔滑車としてMP関節皮線の下に2本(橈側・尺側)取り付ける〕

臨床編 Step4 よく処方されるスプリント作製の実際

【牽引装置を作製する】

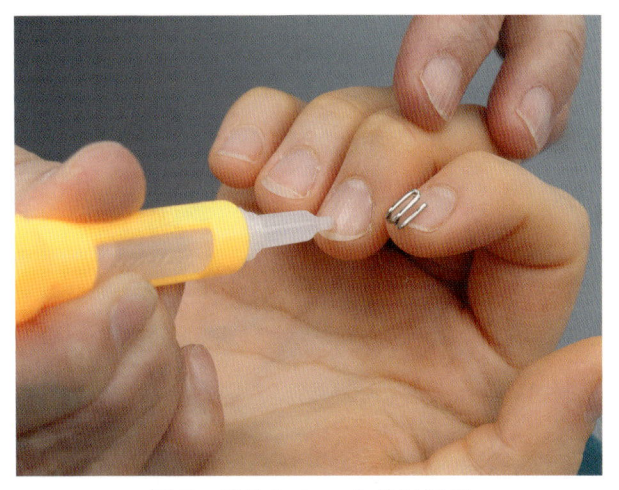

図7 爪先にフックを付ける

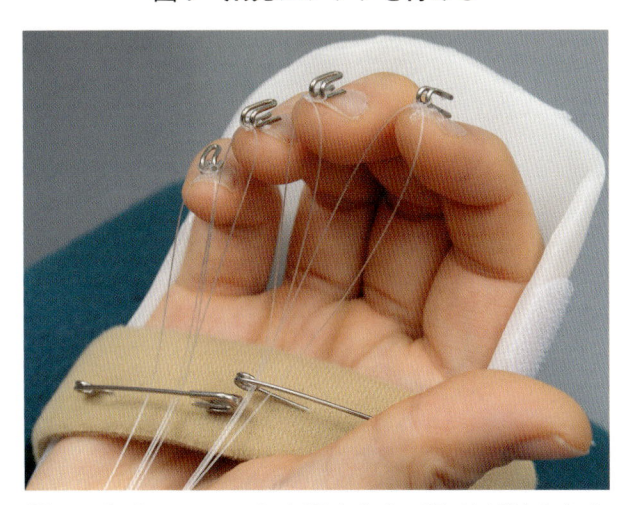

図8 ナイロンコードを滑車として取り付けられた安全ピンの中を通過させる

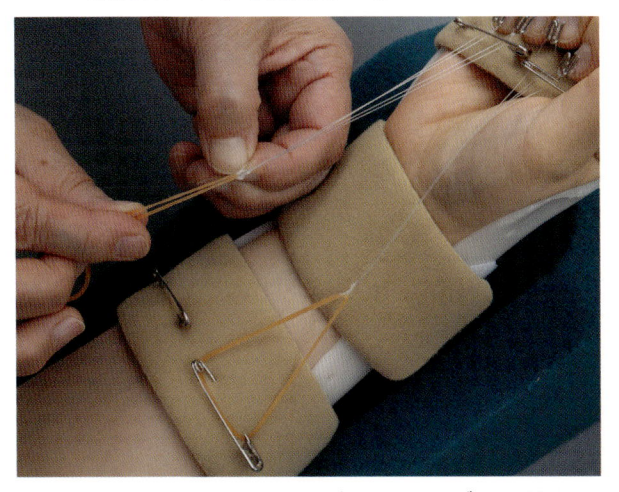

図9 ナイロンコードを輪ゴムにつなげて前腕部の安全ピンに固定する

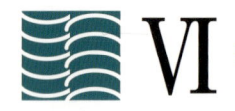

VI スプリント療法を成功させるための患者指導・装着方法

- スプリント装着の目的・方法について患者が理解できるようていねいに説明する．ときにはイラストを用いて説明することも効果的である．
- 小児に処方する場合には，保護者に装着方法・装着時間について，ていねいに説明する．特に小児では，装着することで動きが制限されたり，装着感などが不快となる場合が多いので，保護者と楽しく遊んでいる時や入浴後のリラックスしている時などに装着したり，スプリントに鈴などを付けて玩具としての用途をもたせるなど，「楽しみ」と「装着」とを関連づけるように指導する．
- 乳幼児では皮膚が薄いため，装着による機械的な刺激や汗・よだれなどによる刺激が皮膚炎を引き起こしやすい．そのため，定期的な装着状態の確認と衛生保持に対する保護者への指導が必要である．
- 患者からスプリント装着時に不快な症状などの訴えがあれば，直ちに応じ，理由にかかわらず装着を中止する．
- 日中または終日，夜間のみと，使用時間によって留意点（圧迫に要注意）が異なる．特に夜間は，血行を阻害しないように配慮するべきで，強い矯正力を作用させるのは禁忌である．日中に確保された関節可動域を維持させる程度の矯正力が望ましい．

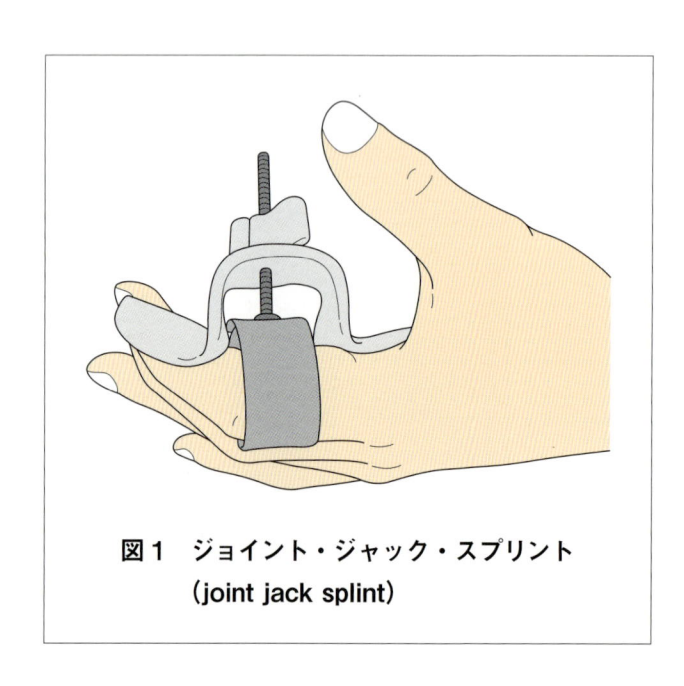

図1　ジョイント・ジャック・スプリント（joint jack splint）

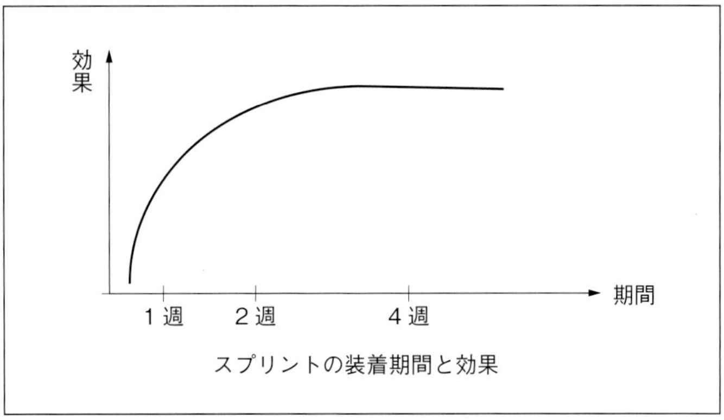

図2　装具療法の期間（継続か中止かの目安）

- セラピストまたは患者自身が矯正力を調節できるスプリントとして，ネジ巻き式の「ジョイント・ジャック・スプリント（joint jack splint）」がある（図1）．このスプリントを用いる場合は，矯正力を与える時間と矯正力を与えない時間を交互にする間欠的装着法が好ましい．例えば、5～10分ほど矯正力を作用させた後は，30分ほど矯正力を中断させて使用する．
- 長期間着脱できないスプリント，例えばマレットフィンガー用スプリントのように4～6週間継続して装着する必要のある場合は，十分な説明と循環障害・清潔保持の指導が必要である．
- 関節可動域の拡大を目的にしたスプリント効果の目安は4週間（図2）とし，その間に変化がなければ主治医と相談して別の介入方法を選択する．ただし，4週間は一つの目安である．
- スプリントの取り扱い（管理）に関しては，熱可塑性素材のスプリントは熱に弱く，40～45℃で変形が始まる．ストーブの近くや日のあたる場所などに放置しないよう指導する．
- スプリントを用いたホームエクササイズでは，治療効果を優先させるあまり，患者の生活実態を無視した指導は行わない．
- スプリント作製前に診療報酬の算定が伴うことを説明すべきである．

動画でわかる！熱可塑性スプリント作製マニュアル
―基礎から臨床応用まで

発　行	2012 年 6 月 20 日　第 1 版第 1 刷©
編　者	坪田貞子
発行者	青山　智
発行所	株式会社 三輪書店
	〒113-0033 東京都文京区本郷 6-17-9　本郷綱ビル
	☎ 03-3816-7796　FAX 03-3816-7756
	http://www.miwapubl.com
印刷所	三報社印刷 株式会社

本書の内容の無断複写・複製・転載は，著作権・出版権の侵害となることがありますので，ご注意ください．

ISBN 978-4-89590-414-8　C 3047

JCOPY ＜（社）出版者著作権管理機構 委託出版物＞
本書の無断複写は著作権法上での例外を除き禁じられています．複写される場合は，そのつど事前に，（社）出版者著作権管理機構（電話 03-3513-6969, FAX 03-3513-6979, e-mail: info@jcopy.or.jp）の許諾を得てください．

■ 大好評書「ADL」が、より広範囲で実践的な生活を捉えた「I・ADL」へとバージョンアップ

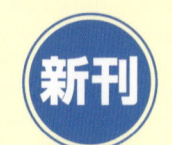

I・ADL 【第3版】 新刊
作業療法の戦略・戦術・技術

編集　生田 宗博（東京工科大学医療保健学部）

　人が日常生活を営むには、食事、排泄、着脱衣、入浴、移動などの基本的ADLに加え、買い物や洗濯、電話、薬管理、金銭管理、趣味活動などといった、より応用的動作・活動が必要となる。この応用的生活関連の動作を「I・ADL（Instrumental Active Daily Life）」と呼ぶ。つまり、I・ADLには生活に関わるさまざまな作業が含まれる。その内容・活動・多様性を考えると、対象者が望むI・ADLを行う作業療法士とは、生活に即した支援・機能向上を専門とする作業療法士にほかならない。

　そこで本書は、I・ADLに必要な戦略・戦術・技術について、第Ⅰ章に「さまざまな生活態様に対しての作業療法の有効性」、第Ⅱ章に「患者から生活者へと再起するための作業療法」、第Ⅲ章に「各疾患に対しての生活基本動作・能力強化の作業療法」、第Ⅳ章に「各生活項目における能力・動作回復の作業療法」、第Ⅴ章に「より良い作業療法を行うための方法論」といった実践に用いられる作業療法を、最前線で活躍中の臨床家に豊富な図表を用い、手に取るように分かりやすく解説してもらった。さらに、従来のDVDに「摂食・嚥下」「吸引・吸痰」「更衣」「入浴」を盛り込み、初学者からベテランまで学べる充実した内容となっている。明日からの臨床をより素晴らしいものへと高めることができる至高の一冊である。

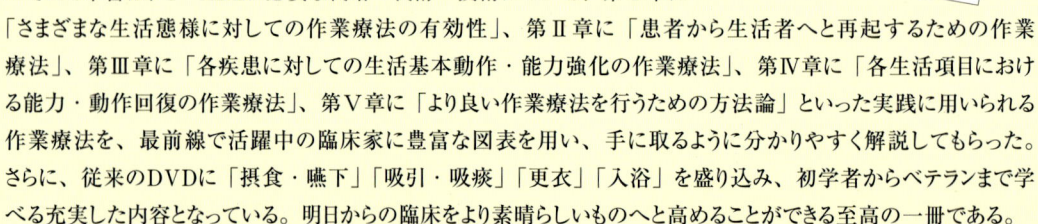

■ 主な内容

第Ⅰ章 生活自立の戦略と戦術
1. 作業療法の戦略的課題・生活技術
2. 生活自立の要綱
3. 家事自立の要点
4. 趣味に生きる
5. 社会適応の支え
6. 就学の道
7. 障害者が企業で働くために

第Ⅱ章 急性期から地域まで
1. 急性期―生命と生活
2. SCUの作業療法
3. 回復期のADL
4. 慢性期・長期回復と自立の進め方
5. 能力を活かす地域の暮らし
6. 補助と支えと工夫で能力を活かす暮らし

第Ⅲ章 障害の中に能力を引き出し活かす技術
1. 神経障害の中で能力を活かす
2. 筋の障害の中で広げる能力
3. 関節障害へのしなやかな克ち方
4. 心・肺機能低下の中で広げるADL―1）肺
　　心・肺機能低下の中で広げるADL―2）心臓
　　心・肺機能低下の中で広げるADL―3）心臓症例
5. 脊髄の機能不全に応じた動作法
6. 脳疾患の進行に応じて改変させる動作法
7. 脳血管障害後の能力回復
8. 認知機能低下の中で喜びを刻む暮らし方
9. 難治性疾患に克つために
10. がんに向き合い自分を活かす

第Ⅳ章 積み重ねた技術の現在の先端
1. 摂食・嚥下
2. 吸引・吸痰
3. 整容
4. 更衣
5. 背臥位からの起き上がり
6. 座位・立位
7. 立ち上がり・歩行・段差昇降
8. 床からの立ち上がり
9. 移乗
10. 排泄
11. 入浴
12. 外出
13. 炊事
14. 洗濯
15. 家計・ファイナンス
16. 学習支援
17. 訪問・在宅支援
18. 支援用具の工夫
19. 支援用具の選択
20. 家屋環境整備
21. 地域生活支援
22. 対象・家族間の関係調整
23. ソーシャルスキル

第Ⅴ章 人材育成と管理
1. 仕事の中で能力と人材を育てる
2. 回復期病棟の運営
3. 作業療法を病院管理に活かす

● 定価 5,670円（本体 5,400円+税5%）　B5　頁490　2012年　ISBN 978-4-89590-395-0

お求めの三輪書店の出版物が小売店にない場合は、その書店にご注文ください。お急ぎの場合は直接小社に．

〒113-0033
東京都文京区本郷6-17-9 本郷綱ビル

三輪書店

編集 ☎03-3816-7796　📠03-3816-7756
販売 ☎03-6801-8357　📠03-3816-8762
ホームページ：http://www.miwapubl.com